Malades, ce qui vous attend

Quelques réflexions sur la médecine d'aujourd'hui et de demain

5-7, rue de l'Ecole polytechnique, 75005 Paris

http://www.librairieharmattan.com
diffusion.harmattan@wanadoo.fr
harmattan1@wanadoo.fr

ISBN : 978-2-296-54583-0
EAN : 9782296545830

Jacques-Michel LACROIX

Malades, ce qui vous attend

Quelques réflexions sur la médecine d'aujourd'hui et de demain

Préface du professeur Bernard DEBRE

L'Harmattan

Du même auteur :

Quelques vérités sur la médecine française
Ed. Dualpha - 2009

Remerciements :

À Monsieur le Professeur Bernard DEBRE qui a eu l'obligeance d'en écrire la préface.

À Patrick BRUNOT pour sa collaboration aussi précieuse qu'amicale.

À Arthur, sa Maman, et sa Manou,

Sommaire :

Préface

La médecine évolue de façon prodigieuse sous nos yeux. Les maladies parfois mortelles hier, sont souvent bénignes aujourd'hui, traitées et guéries.

Mais tout est-il aussi clair ? Avons-nous toujours le système médical le plus performant ? J'en doute fort !

Le malade d'abord a beaucoup changé, il est devenu un consommateur de soins, d'ailleurs les Français prennent plus de médicaments, pilules, comprimés, cachets que tout autre Européen. Faut-il alors dire qu'ils sont mieux soignés ?

Vraisemblablement pas !

L'hôpital ensuite s'est transformé, submergé par des urgences qui souvent n'en sont pas, divisé en hyper spécialistes qui négligent l'homme pour ne s'occuper que des maladies voire

même des organes, mais en tout cas dirigés par des administratifs mus simplement par l'idée de rentabilité.
Les cliniques privées, souvent plus modernes, bien qu'elles s'associent au service public, n'auront jamais les mêmes patients que l'hôpital public, atteints de maladies graves nécessitant une hospitalisation plus longue, plus onéreuse.
Quant aux médecins privés, ils commencent à être rares, souvent mal répartis sur le territoire, ils pratiquent une bonne médecine, de plus en plus technique, oubliant parfois, comme leur confrère de l'hôpital, l'homme derrière la maladie.
Nous payons là une évolution délibérée de notre système de soins, engagée dès les études médicales, dans les CHU, par des enseignants (dont je fais partie) eux-mêmes hyper spécialisés.

J'oubliais : l'information par les médias. Tout devient accessible, intrusif. Combien de fois à la consultation n'ai je pas vu un patient arriver avec déjà des dizaines de renseignements glanés sur la « toile » affirmant son diagnostic, réclamant tel ou tel traitement vanté par des laboratoires ou par des sites plus ou moins orthodoxes.

Faut-il se résigner à une telle évolution ? Faut-il accepter toutes les réformes imposées par des lobbys ou par des politiques en mal de notoriété ?

L'exemple, cité par le Docteur Jacques-Michel Lacroix, de la grippe H1 N1 est caricatural de l'emballement médiatique et de l'action de certains laboratoires. Des millions de doses de vaccins inutilisées, des centaines de millions de masques vendus, une exploitation médiatique disproportionnée… pour une grippette moins dangereuse que la grippe banale saisonnière… Tout ça pour satisfaire l'ego de certains et pour remplir les caisses des laboratoires.

L'évolution du système hospitalier est dramatique, l'administration y a pris le pouvoir. Sait-on qu'à l'Assistance Publique de Paris, il y a, avenue Victoria, son siège, 1400 administrateurs, 130 directeurs dont beaucoup ne servent à rien… Dans chaque hôpital où qu'il soit, l'administration y est pléthorique et tatillonne au détriment des médecins et des personnels soignants. Quant aux médecins privés installés en ville, ils doivent pour vivre multiplier les actes (la consultation y est payée 23 euros).

Faut-il pour autant baisser les bras, se résoudre à cette évolution pour le moins inappropriée ? Certainement pas, nous serions coupables de non-assistance à personne en danger ! Revenons à une médecine plus sobre, plus humaine, plus proche de nos patients.

C'est ce que dit le Docteur Lacroix dans ce livre où à chaque page le bon sens domine, il n'a pas « la » solution mais il dénonce les dérives, les erreurs, les dérapages. Dans beaucoup de ces pages, je retrouve le combat que je mène depuis longtemps.

Peut-être sommes-nous dans un cycle fou, peut-être l'espoir de cette médecine que nous appelons de nos vœux va-t-elle enfin revenir. Sans être nullement passéistes, nous devons voir l'avenir de la médecine avec confiance tant que des hommes pourront se lever et écrire avec force et clairement ce qu'ils ressentent, ce qu'ils espèrent.

Les Français sont attachés à une bonne médecine, plus humaine, plus proche d'eux. Ils devront aussi faire des efforts pour ne pas toujours attendre de leur médecin ce qu'ils pourraient faire eux-mêmes.

Récemment l'affaire du « coupe faim » révèle deux drames terribles. L'avidité d'un laboratoire qui place la rentabilité au-dessus de l'éthique médicale mais aussi le fait que ceux-là oublient de se prendre en main ; un régime équilibré et une dose de bon sens auraient, dans la plupart des cas, permis d'éviter bien des drames…

Merci au Docteur Jacques-Michel Lacroix, ce livre est une bouffée d'air frais, nous en avions besoin.

Bernard DEBRE
Professeur de Médecine
Député de Paris
Ancien Ministre

De quoi souffrirons-nous demain ?

Les pathologies infectieuses ou les défaillances de certains de nos grands appareils étaient à l'origine de la plupart des maladies de nos parents. Tout naturellement les efforts de la thérapeutique ont principalement porté sur ces points, et si l'on peut encore mourir de pneumonie ou de tuberculose le fait est devenu rare, alors qu'il y a une cinquantaine d'années il était relativement courant. De nouvelles techniques telles que les greffes de reins ont permis la survie de nombreux malades souffrant d'insuffisance rénale, et en cardiologie, la pose de prothèses (pace maker, stent.) permet d'améliorer des patients qui sans cela seraient très certainement morts plusieurs années auparavant.
Toutes ces étiologies vont bien sûr persister, mais nous allons assister en plus, à l'émergence de pathologies dégénératives liées à l'augmentation de la durée de vie, et à la très nette progression des pathologies que l'on peut relier à une hygiène de vie de plus en plus soumise aux règles de la consom-

mation et de l'économie, dont l'obésité n'est que la partie émergée de l'iceberg.
Actuellement en France, un jeune sur deux est obèse ou en surpoids. Nous allons rattraper les Américains du Nord qui ont connu ce phénomène il y a plus de 30 ans. Ce n'est pas qu'une question d'esthétique. Le surpoids entraîne à terme des maladies induites ou l'aggravation de pathologies sous-jacentes. Maladies métaboliques, comme le diabète, cardio-vasculaires comme l'hypertension artérielle ou l'insuffisance cardiaque, ou encore rhumatologiques avec une aggravation des pathologies articulaires surtout au niveau du rachis et des genoux. Pas besoin d'être médecin pour comprendre qu'une charpente osseuse prévue pour un corps de 70 kilos s'usera plus vite si la masse à supporter est augmentée de 20 ou 30 kilos. Il en est de même pour le coeur, une pompe prévue pour irriguer un corps de 70 kilos s'usera plus rapidement si elle doit fournir le débit nécessaire à l'irrigation d'un corps de 100 ou 110 kilos.
Comment l'éviter ? En théorie c'est assez simple : En adaptant notre alimentation à notre activité et à notre physiologie. En pratique ce n'est pas tout à fait exact car nous ne sommes pas égaux face aux aliments. Certains prennent du poids malgré une alimentation raisonnable, c'est vrai. Mais ce sont cependant des exceptions. En règle générale, si l'on est gros c'est que l'on mange trop ou mal.
L'obésité est une maladie des pays riches. Dans les pays pauvres qui ont conservé une alimentation traditionnelle il n'y a que très peu d'obèses. Dans les pays riches, nous avons cédé à la facilité. L'industrie nous propose toute une gamme d'aliments prêts à consommer auxquelles il est difficile de renoncer. Et pourtant ! Si vous voulez protéger l'avenir de votre enfant, il est préférable de lui proposer du pain beurré (grillé ou pas) au petit déjeuner, plutôt que des biscuits sucrés, ou pire encore, des flocons de céréales dont la

principale vertu est la facilité d'emploi, mais qui sont en grande partie constitués de graisse et de sucre. L'usage de boissons sucrées telles que les sodas lors du repas des enfants est également à proscrire si vous voulez préserver leurs vieux jours. En vieillissant ils développeront les maladies inscrites dans le potentiel génétique que vous leur avez transmis, ce sera certainement bien suffisant, alors, n'en rajoutez pas en leur proposant un régime qui risque aggraver ces pathologies. L'alimentation est un des rares facteurs environnementaux sur lesquels nous pouvons agir. Pour les autres, hélas, nous ne pouvons que les subir. Alors, sélectionnez vos menus !

Il est d'autres facteurs alimentaires sur lesquels nous ne pouvons pas agir, et qui risquent permettre le développement de nouvelles maladies dans les années à venir :
- Les additifs que l'on trouve dans la plupart des conserves, et dont pour beaucoup nous ignorons les effets à long terme sur la santé, comme les O.G.M. (la plupart des aliments préparés contiennent de la lécithine de soja et ce soja est souvent génétiquement modifié)
- Les substances toxiques telles que les phtalates et les bisphénols qui diffusent à partir des emballages plastiques surtout s'ils ont été soumis à la chaleur. C'est la raison pour laquelle il faut utiliser des biberons en verre. Il existe pourtant des matières plastiques d'origine végétale qui ne semblent pas avoir ces inconvénients et qui sont totalement recyclables. Espérons qu'elles se généraliseront rapidement.
En attendant préférez le verre ou le métal, et ne réchauffez pas vos aliments dans des barquettes en plastique.
Et pour éviter la prolifération de tous ces emballages inutiles et nocifs pourquoi ne pas revenir à l'emballage consigné ?
Ce n'est pas dans l'air du temps, mais serait-il vraiment stupide d'aller acheter un litre d'eau, d'huile ou de tout autre liquide comestible en amenant sa ou ses bouteilles vides.

Nous limiterions ainsi les toxiques libérés par le contenant, et ne paierions que la partie consommable du produit. Ce n'est hélas pas dans la logique des industriels dont le but est de vendre du contenant autant que du contenu. La bouteille d'eau gazeuse vaut plus cher que la boisson elle-même ! Espérons qu'un jour les consommateurs sauront imposer leurs exigences.

Propos alarmistes ? Pas sur !
Il y a 30 ou 40 ans l'amiante n'était pas considéré comme une substance dangereuse, elle servait même à fabriquer des grille-pain, et les ouvriers qui travaillaient à son exploitation ne bénéficiaient pas de mesures de protection particulière. Pourtant 10 à 20 ans plus tard quand apparurent les premiers cancers de la plèvre chez ces mêmes ouvriers, il fallut se rendre à l'évidence : l'amiante qui semblait jusque-là inoffensif était bien responsable de cette pathologie spécifique.
Dans notre alimentation nous absorbons des substances qui demain seront peut-être interdites. Alors, prudence : vérifiez les étiquettes et la composition du produit que vous allez consommer, et évitez tout ce qui peut vous sembler suspect ou inconnu. Vous aurez toujours la possibilité de manger autre chose, ce n'est pas le choix qui manque dans notre pays. Ainsi vous éviterez peut-être que se développe plus tard une maladie induite par cette pollution alimentaire à laquelle c'est vrai, il est difficile d'échapper.
Mais il n'y a pas que l'alimentation qui est susceptible d'engendrer de nouvelles pathologies, il y a aussi tout notre environnement quotidien :
- Pollution de l'air, industrielle ou domestique.
- Pollution électromagnétique par la multiplication d'appareils électroniques qui dégagent des champs magnétiques ou utilisent un réseau hertzien.

- Pollution des eaux de boisson par des résidus médicamenteux, de métaux lourds ou de pesticides.
- Pollution liée à l'utilisation de certains médicaments dont l'excipient ou le mode de fabrication nécessite l'usage de composés qui peuvent s'avérer toxiques par accumulation dans l'organisme au fil des ans.
Il faudra des années et même sans doute plusieurs dizaines d'années pour faire le point sur la nocivité réelle ou supposée de ces différentes sources de pollution.

Ce que nous pouvons prévoir avec davantage de certitude, ce sont les pathologies liées à l'âge.
L'allongement de la durée de vie a permis l'émergence de pathologies, qui sans être nouvelles, s'expriment davantage qu'autrefois.
Plus l'homme vieillit, plus son organisme s'use et moins il est capable de s'autoréparer. Ce phénomène va se traduire de manière différente selon ses prédispositions génétiques, et l'usage que l'on a fait de son corps et de son esprit dans les années précédentes.
Nous ne sommes pas égaux face aux dégâts causés par l'usure des ans.
Certains, comme l'on dit, vieillissent mieux (c'est-à-dire moins mal) que d'autres. Cela est en partie dû à leur hygiène de vie passée, mais aussi, et surtout (à moins d'avoir eu une hygiène de vie déplorable), à leur potentiel génétique.
La vieillesse entraîne de nombreuses pathologies.
L'usure cartilagineuse favorise l'arthrose et son cortège de douleur et de gênes fonctionnelles, l'usure métabolique diminue les capacités d'épuration de nos reins et de notre foie, et dégrade nos capacités musculaires, donc également cardiaques, sans parler de nos capacités cognitives et mnésiques qui reflètent l'état de nos circonvolutions cérébrales, (notre cerveau s'atrophie avec l'âge, tout comme nos

muscles), sans oublier l'usure immunitaire qui nous fragilise, et qui permet l'apparition de cancers que jusque-là notre organisme empêchait de se développer ou de s'exprimer.
La liste est sans doute incomplète, mais tellement désespérante qu'il vaut mieux n'en faire qu'un résumé.

Quelle leçon en tirer ?
Nous n'avons qu'un corps, essayons de ne pas trop le polluer et de ne pas trop le traumatiser afin qu'il puisse nous amener le plus loin possible et surtout dans les meilleures conditions de vie possible.

Quelles conséquences ?
Au niveau individuel, nous devrons apprendre à vivre avec au moins une pathologie peut-être invalidante, puisque nous devrions vivre plus vieux. Il sera donc nécessaire de disposer d'un habitat adapté. Si vous avez des difficultés à vous déplacer, monter à l'étage deviendra un obstacle insurmontable, et même quelques marches seront difficiles à franchir. Pensez à vos vieux jours lorsque vous envisagez l'achat d'une maison ou d'un appartement !
Il sera également nécessaire de pouvoir éventuellement bénéficier de services adaptés. L'entretien d'un appartement ou d'un jardin risque être au-dessus de vos forces si vous souffrez d'une pathologie qui vous affaiblit gravement. Nous devrions assister à un développement important de ces activités de services dans les années à venir, avec l'entrée dans le troisième et quatrième âge des personnes issues du « baby boum » des années cinquante. Ce sera une charge financière supplémentaire qu'il leur faudra supporter.
L'augmentation de la population âgée entraînera des conséquences sociales et géographiques déjà visibles.
Une population vieillissante recherche la sécurité et le soleil. On peut également envisager la création ou le développement

de quartiers spécialisés, sécurisés et d'accès facile, réservés prioritairement aux personnes âgées, (à condition de ne pas créer des ghettos qui renforceraient encore plus leur isolement). Et les plus favorisées d'entre elles choisiront sans doute d'aller vivre dans le midi.
Tout cela a un coût. Plus on meurt jeune, moins on cotise, certes, mais moins on coûte cher à la société et inversement : Le coût des retraites et du remboursement des soins liés à l'augmentation de la durée de la vie va faire exploser les dépenses sociales et de santé. Et plutôt que pleurnicher tous les ans sur le budget de la sécurité sociale et de prendre des mesures qui pénalisent les plus défavorisés (augmentation du forfait hospitalier, déremboursement de certains médicaments…), qui n'ont ni les moyens financiers d'assurer ces charges, ni la chance de bénéficier des aides réservées aux plus démunis, il nous faudrait imaginer de nouveaux réseaux de financement de la protection sociale.
Mais imaginer que l'on puisse toucher au monopole de la sécurité sociale, remettre en cause sa gestion, recentrer son action sur les seules dépenses d'assurance maladie, et la mettre en concurrence avec des sociétés privées ou des mutuelles est politiquement très incorrect et encore impensable. Et pourtant !

La médiapathie

La médiapathie ou maladie des médias, a fait son apparition il y a quelques années, et son développement est inquiétant car le nombre d'individus touchés croît rapidement. À vrai dire les médias ne sont pas l'agent causal de cette pathologie, mais seulement le vecteur, tout comme le moustique n'est pas l'agent causal du paludisme mais en est son vecteur, et se débarrasser du moustique permet de se débarrasser du paludisme. Faudra-t-il se débarrasser des médias pour éviter cette pathologie ? Peut-être pas, mais il faut apprendre à s'en méfier.

Les médias véhiculent des informations qui n'ont d'intérêt pour eux que si elles sont spectaculaires, et ils ne se préoccupent pas des effets qu'elles peuvent avoir sur les plus faibles d'entre nous.

On traite maintenant des sujets sérieux comme le sont ceux qui touchent à la maladie, comme on traiterait un exploit sportif. L'exemple nous en fut donné très récemment par la grippe H1N1. Au printemps 2009 on nous a présenté sa progression planétaire comme on nous aurait relaté un feuilleton : Trois cas déclarés par l'Espagne, cinq par l'Italie, six par l'Allemagne, qui mène donc aujourd'hui, l'Espagne prendra-t-elle la tête demain, et arrivera-t-elle à combler son retard ? Suspense !

Quelques mois plus tard lorsque l'épidémie est enfin arrivée en Europe grâce aux froids hivernaux, les journaux télévisés ne s'ouvraient que sur l'actualité grippale : fermeture d'école à tel endroit, un mort dans tel ou tel département, etc., etc. Heureusement nous n'avons pas eu droit à des images tournées en caméra cachée dans les hôpitaux, c'eût été le comble. Imaginez que nous fassions de même, tous les ans, lors des épidémies de grippe. Les journaux télévisés devraient s'ouvrir sur le décompte des morts par département, et la liste serait longue sachant que la banale grippe saisonnière fait entre deux et cinq mille morts tous les ans en France. On aurait bien sûr pu se douter que cette épidémie ne serait pas très virulente. Mais on a préféré continuer à traiter le sujet en ne favorisant que le sensationnel sans s'attacher au fond. On a donc développé un vent de panique dans la population sans commune mesure avec le risque réel, mais cela a permis de justifier les mesures prises. Nos dirigeants ne veulent plus être pris en défaut !

Cette attitude compréhensible est sans doute très largement induite par les sentiments d'insécurité que génère notre société, qui ne valorisant que l'éphémère, est incapable de prendre du recul face à ces épiphénomènes. Elle est trop sûre d'elle, elle ne croit plus que dans ses nouvelles valeurs (profit, réussite sociale et tout ce qui permet de briller) et panique dès que le décor lui tombe sur la tête ou que la lumière s'éteint pour cause de tempête, créant ainsi les conditions favorables à une crise aiguë de médiapathie.

À qui profite le crime ? Autrement dit qui tire profit de telles situations ? Un peu tout le monde semble-t-il. En tête bien sûr, les laboratoires pharmaceutiques, et aussi les médias désireux de faire de l'audience, mais sans doute pas les médecins qui ont d'autres chats à fouetter.
Le dindon de la farce est toujours le même : le malade, chez qui on génère une angoisse bien inutile, qui ne sachant plus à qui se fier devient dès lors, ouvert à toutes les croyances plus ou moins fumeuses de prédicateurs paranoïaques.
Je ne peux m'empêcher de citer la réflexion d'un confrère psychiatre à qui, lors d'une réunion, un des intervenants a posé la question de savoir s'il fallait se faire vacciner et ce que lui, en tant que médecin, comptait faire, face à l'épidémie de grippe annoncée. Mon confrère a répondu :
- Si j'attrape la grippe, pendant quatre ou cinq jours je vais être angoissé à l'idée de pouvoir mourir. Si je me fais vacciner, pendant trois ou quatre ans je vais être angoissé par l'idée que le vaccin peut avoir des effets secondaires à long terme. Entre ces deux angoisses je préfère celle qui dure quatre jours.
Ce que voulait dire mon confrère, c'est qu'il faut savoir prendre des risques, que la solution parfaite n'existe pas, surtout en médecine, qu'il faut savoir peser le pour et le contre, replacer les éléments dans leur contexte, et prendre la décision qui correspond le mieux a sa propre personnalité.
Hélas, les médias ne nous incitent pas à aller dans ce sens.
Au contraire, toute opinion doit être formatée pour être acceptée par le plus grand nombre. On ne valorise pas l'individu en le traitant de la sorte. On l'abêtit, et en lui évitant de raisonner sur son propre sort, on finira par le priver de son libre arbitre.
On pouvait penser que le formidable développement que connurent les médias ces dernières années, favoriserait l'accès à des connaissances qui, enrichissant le savoir de

l'individu, lui permettrait de mieux valoriser ses choix, et par la même de gagner en liberté.
Hélas, si l'individu a su s'affranchir des institutions qui verrouillaient une société rigide, ce ne fut que pour mieux se retrouver seul, sans défense, face à une économie de marché dérégulée, dont le seul but est de vendre, y compris en matière de santé, secteur que l'on pouvait croire encore protégé.
Alors, plutôt que nous apprendre à réfléchir, la culture médiatique nous propose des solutions toutes faites, prêtes à l'emploi. Certains préfèrent consommer du prêt à penser plutôt que de réfléchir par eux-mêmes. Soit, on peut l'admettre, mais de grâce, qu'ils ne monopolisent pas l'espace médiatique.

Si vous essayez de lire entre les lignes, en vous gardant de devenir parano, vous pourrez ainsi découvrir que sous l'apparence d'une noble cause (pseudo problème de santé publique, d'hygiène, ou autre) se cache souvent une campagne publicitaire à laquelle vous adhérerez d'autant plus que les médias vous auront sensibilisé (et souvent culpabilisé) sur ce sujet. C'est ainsi par exemple qu'après quelques émissions ou articles sur le cholestérol et ses dangers, vous aurez droit à des campagnes publicitaires sur des gammes de produits allégés ou à zéro % de cholestérol. Produits qui sont dénués de tout intérêt thérapeutique, mais que vous allez cependant être tenté d'acheter pour « protéger » votre santé.

Mais la médiapathie peut se présenter également sous d'autres formes.
Surfant sur les modes, et en créant de nouveaux interdits ou de nouvelles obligations, les médias développent une liturgie laïque dont les expressions sont parfois aussi ridicules que naïves.

Autrefois les curés organisaient des processions pour inciter Dieu à éviter la sécheresse ou favoriser les moissons. Les curés ne font plus recette, et leurs processions non plus. Mais il est une forme de médiapathie qui vient combler ce manque : Ce sont les marches et les grandes messes télévisuelles. Qu'elles soient silencieuses ou folkloriques, elles correspondent à ce désir de se rassembler pour se retrouver ne serait-ce qu'un instant, dans une même communion, et faire front à l'adversaire.

Une autre manifestation clinique de médiapathie, souvent rencontrée, se présente sous la forme du partenariat humanitaire, qui oblige, si l'on veut bénéficier d'une audience médiatique, à associer une cause d'autant plus noble que le projet ou la réalisation que l'on veut promouvoir est farfelu. L'inoculation du virus est la condition obligatoire à la promotion médiatique du dit projet ou réalisation.
Ainsi le sujet atteint par le virus ne dira pas :
- Je cherche des sponsors pour financer ma course à travers le désert, et réaliser ainsi un chalenge personnel
Mais il dira :
- Je cherche des sponsors pour apporter des crayons de couleur aux enfants des touaregs, pour cela je m'inscris à la course à travers le désert.
Cette manière de discourir est pathognomonique d'une atteinte virale de médiapathie. Dans ce cas l'infection peut ne pas se limiter à l'altération du discours, mais atteindre parfois, à l'insu même du sujet, ses capacités de jugement.

Les sujets atteints de médiapathie sont très vulnérables, leur système critique étant très déprimé par la maladie, ils développent volontiers ce type de complications.

Bien sur la médiapathie ne se développe que sur des sujets déjà affaiblis ou dont les capacités critiques sont peu développées.
Les sujets dont le système critique est suffisamment performant, soit de manière innée soit par leur éducation, sont moins sensibles aux attaques de médiapathie et savent en général réagir assez vite pour retrouver un équilibre normal.
Cependant une grande partie de la population reste très vulnérable et développe très vite une forme plus ou moins grave de la maladie.
Heureusement, la plupart du temps il s'agit de formes bénignes qui se traduisent par des achats compulsifs, des adhésions à des idéaux de bazar, où un désir d'auto flagellation généré par la culpabilisation que suscite un usage abusif des médias, vis-à-vis de sujets aussi divers que variés.
Ces pathologies portent tort à l'individu, l'affaiblissent, et le rendent vulnérable, mais n'ont encore que peu de répercussions sur l'état sanitaire de la population.
Mais, les virus peuvent muter et devenir beaucoup plus agressifs avec des conséquences dramatiques pour l'individu, nous pourrions alors assister à une modification en profondeur de l'état de santé d'une population entière.

Que faire ? Supprimer les médias ? La lutte serait aussi vaine que vouloir éradiquer le moustique des zones impaludées.
Vacciner ? Ce peut être un but de recherche à long terme, mais il faudrait trouver un vaccin suffisamment polyvalent, ce qui paraît très difficile à réaliser. De plus, comment organiser la vaccination ? Par qui ? À quel âge ? Faudra-t-il plusieurs injections ? Avec quelle fréquence faudra-t-il effectuer les rappels ? Et si le virus mute, le vaccin sera-t-il toujours valable ?
La solution la plus efficace sera sans doute de stimuler par d'autres méthodes la sécrétion d'anticorps chez le malade,

afin de lutter contre les différents virus qui peuvent l'agresser.
À condition que le système de défense du sujet atteint ne soit pas déjà totalement détruit par le l'infection !
Mais, si son système immunitaire est encore capable de réagir, on pourrait, paradoxalement, utiliser les médias comme vecteur pour créer cet effet thérapeutique.

Vétérinaire ou médecin ?

La question ne devrait pas se poser, le vétérinaire étant destiné aux animaux et le médecin aux humains et pourtant...
Lorsque vous amenez votre chien ou votre chat chez le vétérinaire, il effectue un examen clinique complet, puis si nécessaire une radio et un examen de sang. En même pas une heure, le vétérinaire peut se faire une idée assez précise de la pathologie dont souffre votre animal grâce à son examen et à quelques analyses ou radios complémentaires.
Si vous allez chez le médecin vous n'aurez que l'examen clinique et si votre état nécessite des examens complémentaires, vous ne pourrez les effectuer que dans un deuxième temps, puis revenir quelques jours plus tard chez votre médecin avec les résultats afin qu'il puisse établir un diagnostic précis et vous prescrire le traitement adéquat. Ce qui peut être considéré comme une perte de temps pouvant être préjudiciable au malade.
C'est parfois l'argument que développent des patients qui viennent consulter directement aux urgences. Lorsque vous

leur demandez pourquoi ils n'ont pas consulté leur médecin plutôt que de venir encombrer un service déjà surchargé, ils vous répondent :

- Vous comprenez Docteur, si j'ai besoin d'examens complémentaires, ici je les aurai tout de suite.

Effectivement si le malade souffre d'une pathologie pulmonaire par exemple, il bénéficiera dans les minutes qui suivent d'une radio qui permettra d'affiner le diagnostic, et quasiment systématiquement d'une analyse biologique.

Le malade aura bénéficié des mêmes techniques diagnostiques que votre chien ou votre chat chez le vétérinaire.

Alors pourquoi ne pas aller directement chez le vétérinaire me direz-vous ?

Plusieurs réponses possibles mais deux principales :

- Vous ne serez pas remboursé par la sécurité sociale si vous consultez un vétérinaire à la place d'un médecin (ce qui peut paraître injuste mais c'est ainsi !)
- Le vétérinaire pratique parfois l'euthanasie sur des patients dont l'état lui échappe : méfiez-vous !

À propos d'euthanasie on ne peut en parler sans évoquer le cas récent, paru dans la presse début 2010, d'un Belge de 46 ans victime d'un accident de la route en 1983, très gravement atteint et entièrement paralysé, qui demeura pendant 23 années plongé dans un coma végétatif. Autrement dit, on pensait qu'il était mort mais que son corps vivait encore. Puis, par je ne sais quel hasard il a réussi à communiquer avec un de ses soignants et à la stupéfaction générale il aurait expliqué que pendant ces 23 années de coma il fut parfaitement conscient de tout ce qui lui arrivait. J'évoque ce cas à propos de l'euthanasie dont nous parlions chez le vétérinaire, car c'est un concept récurrent dans les discussions de salon, et il est de bon ton de reprocher aux

médecins d'être contre.
Chacun a le droit d'être maître de son corps, maître de sa vie et de sa mort. Je comprends parfaitement que l'on veuille maîtriser son destin, mais j'ajouterai qu'il est assez facile d'évoquer ce problème lorsque l'on est en bonne santé, les affirmations deviennent moins tranchées lorsqu'on souffre et qu'on se raccroche à la vie qui s'enfuit.
Mais tant que l'on est conscient on peut légitimement avoir envie d'exercer ce choix, et pourquoi ne pas demander de l'aide au médecin.
Cependant lorsque le patient n'a plus aucun moyen de communication avec l'extérieur, est-il déjà mort ? S'il ne l'est pas, désire-t-il qu'on le tue ? Comment le savoir ?
La récente histoire de cet homme qui bien que totalement paralysé était conscient, doit nous amener à réfléchir avant d'affirmer ce que l'on croit être la vérité, surtout quand on la destine plutôt aux autres qu'à soi-même.

Mais revenons dans le cabinet de notre ami vétérinaire et à la manière dont sont traités les animaux et les humains, il serait effectivement souhaitable que l'on modifie profondément la consultation en médecine générale si l'on veut qu'elle redevienne un acte de valeur, et non comme c'est parfois le cas, une simple prescription d'ordonnance sur les conseils d'un spécialiste plus ou moins avisé.
Jeune médecin, je me souviens avoir remplacé des confrères en milieu rural, qui possédaient un appareil de radiologie dans leur cabinet. Il y a une trentaine d'années le médecin faisait couramment, surtout en milieu rural, des examens radiologiques à ses patients dans le cadre même de leur consultation de médecine générale. Cette pratique a progressivement disparu et je n'en connais pas les causes exactes. Pourtant l'imagerie médicale a fait beaucoup de progrès et je pense qu'il serait très facile d'avoir un appareil de radiologie

simple dans les cabinets de médecine générale, permettant d'effectuer des clichés standards pour des pathologies qui ne nécessitent pas la mise en œuvre de techniques avancées. Cela permettrait aux médecins de faire un premier tri diagnostic avec davantage d'éléments de décision.
Je sais que cette affirmation peut faire sursauter certains de mes confrères qui n'ont plus l'habitude d'effectuer eux-mêmes la lecture des radios ; c'est pourtant ce qui se pratique quotidiennement dans les services d'urgence, où le médecin urgentiste, voire même l'interne, interprète lui-même les clichés radiographiques qu'il demande, que ce soit pour une suspicion de fracture ou pour vérifier l'état du parenchyme pulmonaire.
Il ne s'agit pas de transformer les médecins généralistes en radiologues, mais ils seraient parfaitement capables, s'ils en avaient les moyens, je pense, d'interpréter des clichés que l'on pourrait appeler de base, réservant aux radiologues l'usage et l'interprétation de techniques beaucoup plus sophistiquées comme le scanner ou l'IRM. Il en est de même pour l'échographie, il y a des échographies difficiles à interpréter qui requièrent une technique et une pratique spécialisée, cependant il est de nombreux cas pour lesquels l'usage de l'échographie permettrait de lever un doute ou de demander un avis plus spécialisé. Actuellement les urgentistes réclament souvent de pouvoir effectuer eux-mêmes leurs échographies afin de gagner du temps dans l'examen du malade, mais les radiologues qui les pratiquent voient d'un mauvais œil le médecin généraliste, urgentiste ou pas, pouvoir les effectuer à sa place.
Et pourtant, lorsque l'on a besoin d'un avis autorisé sur une pathologie pouvant être étudiée par échographie, ce n'est pas au radiologue qu'on demande un avis, mais aux spécialistes de l'organe concerné, que ce soit le cardiologue, le gastro-entérologue ou le gynécologue.

Espérons que les jeunes médecins sauront faire sauter ce verrou corporatiste, et pourront pratiquer en ville comme à l'hôpital une médecine de base, c'est-à-dire une médecine générale, de qualité.

Revenons à notre vétérinaire et à votre chat, il est probable qu'au cours de sa consultation votre animal préféré aura bénéficié également d'un examen biologique. Certes le vétérinaire ne va pas aller chercher une anomalie spécifique qui nécessite une technique particulière de laboratoire, mais il pourra vérifier des constantes de base qui lui permettront d'orienter son diagnostic, et ce, instantanément. Vous, si vous consultez votre médecin en ville, et qu'il juge utile de vous faire faire des analyses biologiques, vous devrez attendre au mieux le lendemain matin pour aller au laboratoire, puis 24 heures de plus pour avoir les résultats et enfin pouvoir revenir chez votre médecin avec l'ensemble des données.
Il serait quand même beaucoup plus simple que les examens biologiques de base puissent être effectués directement par le médecin au cours de la consultation, comme chez le vétérinaire.
Il y eut quelques essais timides, pour rechercher le streptocoque dans l'oropharynx par exemple, ou pour doser le taux de cholestérol sur une goutte de sang mais un seul examen est vraiment vulgarisé aujourd'hui, c'est la recherche du taux de glucose dans le sang.
Alors pourquoi ne fait-on pas toutes ces mesures au cabinet du médecin ? Les raisons sont multiples.
Il y a d'abord la réticence des radiologues en ce qui concerne l'usage et la lecture des radios par le médecin généraliste, et celle des biologistes pour tout ce qui touche aux examens de sang, ce serait bien sur un manque à gagner pour eux, mais on peut prévoir un temps d'adaptation afin de leur permettre de se tourner vers des techniques plus sophistiquées qui

correspondent davantage à leurs compétences.
Il y aurait certainement aussi la réticence de certains médecins généralistes, qui se sont installés dans un ronron confortable et qui ne tiennent pas à changer de pratique, surtout s'ils sont en fin de carrière.
Enfin et surtout, une telle transformation de la consultation de médecine générale nécessiterait un investissement en matériel et des coûts d'exploitation importants (produits consommables, etc.), ce qui augmenterait bien évidemment le prix de la consultation chez le généraliste. Cependant le malade bénéficierait en même temps, d'une consultation avec un avis médical et des examens complémentaires qu'il aurait payés de toute façon s'il avait dû aller les faire faire en ville. C'est ce qui se passe chez un spécialiste, lorsqu'en plus de son avis médical il vous facture soit une échographie, soit une épreuve fonctionnelle respiratoire, soit un électrocardiogramme.

Alors médecin ou vétérinaire pour la prochaine consultation ? À vous de choisir !

Qui nous soignera demain ?

La question peut se poser même si aujourd'hui seul le médecin est encore capable d'assurer cette tâche. Au fil des ans, et au fur et à mesure que les techniques évoluent, les paramédicaux, les infirmiers en particulier, ont acquis le droit d'effectuer des actes jusque-là réservés aux médecins.
Pour preuve la possibilité pour les infirmières de délivrer la pilule du lendemain aux adolescentes si nécessaire. Un tel acte eût été jugé impensable il y a quelques dizaines d'années. On peut alors se poser la question de savoir ce que sera la distribution des soins dans le futur, comment elle sera organisée, et par qui. Le médecin restera-t-il le seul prestataire de service, le point de passage obligé pour obtenir une prescription, ou abandonnera-t-il une partie de ses prérogatives, (pour les cas les plus simples) à des para-médicaux spécialisés ? Eux même ne vont-ils pas déléguer certains actes à du personnel moins qualifié ?

Le nombre de médecins en exercice va baisser tout particulièrement en médecine de ville (En 2008 seulement 10 % des nouveaux inscrits à l'Ordre se sont installés en exercice libéral). Cependant la demande s'accroît.
Actuellement on consulte volontiers le médecin pour des petites pathologies jugées sans intérêt quelques années auparavant mais, parce que la presse aura médiatisé le problème, les plus inquiets d'entre nous croient nécessaire d'aller consulter. Comment le médecin fera-t-il pour répondre à cette bobologie (qui peut cependant déboucher sur une pathologie réelle) si l'essentiel de son temps est déjà pris par des pathologies plus lourdes ? Ce seront sans doute des paramédicaux (infirmiers, kinés) qui assureront ce rôle, et peut-être les autorisera-t-on à prescrire certains médicaments. Est-ce mieux, est-ce moins bien ?
Seul l'avenir nous le dira.
Peut-être verra-t-on émerger une nouvelle catégorie de paramédicaux qui seraient à la pathologie générale ce que les sages-femmes sont à l'obstétrique, c'est-à-dire des soignants capables d'établir un diagnostic et un traitement sans l'aide d'un médecin. Si ce type d'emploi est conçu afin d'éviter d'encombrer la consultation médicale tout en conservant un niveau technique suffisant pour éviter toute prise de risque, alors on peut l'envisager. Cependant si on arrive à former des soignants selon ces critères, j'ai peur que ceux qui ont en charge d'organiser la santé dans le pays n'y voient que le moyen de sous-payer un effecteur qui pourrait parfois remplacer le médecin.
Certes, avec l'évolution des techniques le médecin ne peut plus assumer l'intégralité des soins comme il le faisait autrefois. Déjà en milieu urbain la plupart des généralistes n'assurent plus les urgences dont ils se déchargent sur des services spécialisés. Cette évolution est logique et était prévisible, chaque profession doit s'adapter à l'évolution des

connaissances scientifiques et à l'évolution des mœurs. Comme dans toute évolution en il y a un risque. Celui de sacrifier le meilleur et de ne garder que le pire, par facilité ou parce que le contrôle de cette évolution échappe à ceux qui sont directement concernés.
Le médecin devra pourtant rester le confident du malade, l'interlocuteur de confiance, le trait d'union entre ce que la science propose et le désir du malade, mais par facilité ne risque-t-il pas devenir un simple ordonnateur de soins, obéissant à des protocoles aussi complets et variés qu'impersonnels, et dont le seul rapport d'excellence sera celui du coût par rapport à l'efficacité moyenne du traitement.

Le comportement de certains jeunes médecins m'inquiète déjà. Ils cherchent à faire entrer le malade dans un cadre sans tenter d'adapter celui-ci à l'individu. Certains ont une vision très technique de leur métier et pourrait-on dire presque bureaucratique, aux dépens encore une fois, de la relation humaine. À leur corps défendant il faut bien reparler des études qui les ont formés, surtout lors des premières années qui ne valorisent que la compétition entre eux. Comment peut-on espérer par la suite qu'ils développent des notions de générosité et d'altruisme qui ne pouvaient que leur nuire lors de leurs études ?
Une récente enquête (mars 2009) montre que seulement 23 % des étudiants en fin d'études désirent devenir généralistes, et parmi ces 23 % il y a deux fois plus de femmes que d'hommes, ce qui modifiera en profondeur la pratique au quotidien d'une profession jusque-là largement dominée, et donc modelée, par des éléments masculins.
La médecine générale est la spécialité qui intéresse le moins les jeunes médecins. C'est une des plus contraignantes, des plus difficiles à exercer, et des moins bien rémunérées.

On comprend donc que même pas un quart des étudiants ont envie d'exercer ce métier, et que parmi ceux qui font ce choix, la plupart désirent en modifier les conditions d'exercice actuel.
L'exercice solitaire est lourd, contraignant, souvent angoissant. Il est probable que la plupart des jeunes médecins opteront pour un exercice en groupe.

La rémunération à l'acte vit vraisemblablement, elle aussi ses dernières années. Alors que les spécialistes ont su adapter leur rémunération à leur pratique en cotant des actes techniques qui viennent s'ajouter à la consultation, la cotation des actes de médecine générale n'est plus du tout adaptée à la pratique.
Il m'arrivait très souvent de ne pas demander d'honoraires pour un renouvellement d'ordonnance qui ne m'avait pris que quelques minutes, alors que je m'estimais sous-payé pour une consultation longue pour laquelle je ne pouvais pas coter plus qu'une consultation normale. Dans une clientèle diversifiée, on peut estimer qu'une consultation courte compense une consultation longue, mais cette pratique entraîne des excès en favorisant les actes rapides au détriment de ceux qui nécessitent plus de temps. Les médecins commencent à réfléchir à cette évolution et devraient proposer des solutions rapidement applicables, afin de ne pas se retrouver mis devant le fait accompli d'un mode de paiement, qui ne valoriserait que l'acte technique au détriment de la relation essentielle de confiance et d'intimité qui doit s'établir entre le praticien et son malade.

Parallèlement nous devrions voir émerger dans les années à venir, des cabinets médicaux « labélisés » par telle ou telle mutuelle ou compagnie d'assurance, (à condition de répondre à un cahier des charges commun), afin de garantir aux

adhérents de ces mutuelles ou sociétés, une prestation de soins identique dans tous les cabinets regroupés sous le même label et ce, sur tout le territoire. Le choix du médecin traitant sera donc davantage dicté par son appartenance au réseau dont vous serez membre, que par sa réputation.
Avantage ou inconvénient ?
Si vous êtes parfaitement satisfait du médecin ainsi choisi, tant mieux. Si par contre, le courant ne passe pas entre lui et vous, espérons que vous pourrez en choisir un autre sans pénalités financières, sinon nous pourrons dire adieu au libre choix du médecin qui reste encore aujourd'hui un point fort de notre système de santé.

Où sera-t-on soigné ?

Pourra-t-on continuer à aller à l'hôpital local pour des pathologies courantes ou sera-t-on obligé d'aller au CHU même pour des pathologies qui ne relèvent pas de la compétence d'un centre universitaire ? À moins que le privé ne prenne le relais des petits hôpitaux, il semble pourtant que c'est actuellement ce qui est en train de se décider.
Les petits hôpitaux publics n'ont plus la cote, ils ferment les uns après les autres et peu importe le service qu'ils rendent la population locale. On trouve bien sur des tas de raisons à ces fermetures, les premières étant la compétence : on estime que pour être compétent les médecins qui y travaillent ont besoin d’effectuer un minimum d'actes afin de conserver une pratique suffisante pour assurer la sécurité du malade. Il est exact que l'absence de pratique finit par nuire à la qualité de l'acte. Cependant cet argument est un faux argument : il serait parfaitement possible de garder ces structures ouvertes même si l'on estime que le nombre d'actes qui y sont pratiqués est insuffisant pour assurer la sécurité des malades, il suffit que

les équipes soignantes travaillent également dans un service ayant une activité plus importante pour que leurs compétences ne soient plus à remettre en cause.
On peut très bien imaginer un hôpital de moyenne importance et un petit hôpital (donc à l'activité réduite) travaillant en étroite collaboration au sein des équipes soignantes. Les chirurgiens, les obstétriciens, les urgentistes, les pneumologues ou les cardiologues de l'hôpital principal pourraient très bien aller un jour par semaine, à tour de rôle, assurer une garde ou des consultations dans l'hôpital de moindre importance qui conserverait ainsi un personnel soignant de qualité, à qui l'on ne pourrait plus reprocher de ne pas effectuer assez d'actes pour être compétent.

Ce schéma existe déjà. J'ai travaillé moi-même dans un service d'urgence qui gérait en réalité deux centres : l'un important, l'autre à activité plus réduite, mais qui, situé à 45 km du premier répondait à une nécessité locale. Ce sont les mêmes médecins qui prennent les gardes indifféremment dans l'un ou l'autre des établissements pour la plus grande satisfaction de tous, et sans que cela ne pose aucun problème, ni sur le plan administratif ni sur le plan de l'efficacité.
Les solutions existent, et l'on peut parfaitement gérer les petits hôpitaux avec des équipes compétentes. Ce que je viens de citer plus haut n'est qu'un exemple, on peut en envisager d'autres à condition bien sur de vouloir les chercher.
Mais pourquoi les chercher, alors que le but est justement de fermer des hôpitaux qui ne font pas assez d'actes par an pour être « rentables ». Car la seule raison est purement économique. Il faut faire des économies d'échelle et appliquer au domaine de la santé les règles économiques que l'on applique dans l'industrie.
Malheureusement une fois encore on confond les genres, et l'on oublie que lorsqu'on traite des malades, on traite des

êtres humains et non pas des machines ou des concepts abstraits.
Mais qui défend les petits hôpitaux ? Les associations de malades, les habitants du coin, le maire de la ville. Autrement dit des gens dont on se fiche éperdument dans les hautes sphères décisionnelles. Peu importe s'il faut effectuer quarante ou cinquante km pour accoucher (J'ai effectué très récemment un accouchement au bord de la route, la patiente n'avait pas eu le temps d'aller plus loin, la maternité locale ayant fermé), peu importe si c'est à quarante km que l'on doit se faire opérer, peu importe si la famille ne peut pas suivre et être quotidiennement au chevet de son malade.
Ces critères ne rentrent pas dans les équations, les statistiques, les pyramides ou les camemberts comme dirait une de mes copines, évoquant par ces images la représentation graphique que nos valeureux statisticiens et théoriciens de tout poil, sont heureux de nous présenter sur des diaporamas tous aussi éloignés de la réalité les uns que les autres.
Il y eut récemment à la télévision une émission débat sur la fermeture des petits hôpitaux. Le choix même des intervenants était très significatif. Quatre personnes étaient présentes sur le plateau : un économiste de la santé, le directeur d'un grand hôpital, un journaliste, un représentant d'associations de malades. Pas de médecins ou de soignants de ces petits hôpitaux. C'est dire que la conclusion des débats était prévisible d'emblée. Mais ce n'est pas là le point le plus important car on sait que de toute façon, l'autorité sanitaire veut fermer les petits hôpitaux, et que donc il fallait en arriver à cette conclusion. Le plus important était surtout la méconnaissance exprimée par les différents interlocuteurs sur la vie des petits hôpitaux et sur ce qui s'y passe réellement (sauf pour le représentant de malades). À les écouter on se rendait parfaitement compte qu'ils avaient une vision théo-

rique, statistique, uniquement basée sur des chiffres sans jamais tenir compte des critères humains qui pourtant me semblent être primordiaux lorsqu'on aborde le domaine de la santé. Lorsque le représentant des malades a évoqué la nécessité pour la famille de la personne hospitalisée d'être à proximité, afin de pouvoir lui rendre visite le plus souvent possible, l'économiste de la santé lui a rétorqué que cela était parfaitement inutile sachant que la durée moyenne d'hospitalisation est de trois jours, et que pendant trois jours on pouvait se passer de sa famille ! Effectivement vu sous cet angle on peut même être hospitalisé de l'autre côté de l'Atlantique, au pôle Sud ou au pôle Nord. L'ennui c'est que ces trois jours ne sont qu'une notion statistique, ce qui veut dire que certaines hospitalisations peuvent durer plus et d'autres un peu moins, mais pour celles qui durent plus, que faire : mettre des navettes à disposition de la famille ? Leur offrir une chambre d'hôtel à proximité de l'hôpital ? Certaines familles font le trajet tous les jours pour aller voir leurs proches ou prennent une chambre d'hôtel à proximité de l'hôpital, à leurs frais bien évidemment. Mais cela, ces penseurs s'en fichent éperdument. Ces critères n'ont pas être pris en compte. Seule la rentabilité les intéresse.

Dcpuis une trentaine d'années, les payeurs, que ce soit l'assurance maladie ou les collectivités, ont pris le pouvoir. Il ne s'agit pas vraiment encore d'une médecine de caisse ou étatisée, mais le cadre réglementaire s'est largement développé et cela va continuer dans les années à venir. Le pouvoir décisionnel dont bénéficiaient les médecins a été repris par les administrateurs. Lorsque les médecins détenaient le pouvoir dans un hôpital ils cherchaient bien sur à maintenir leurs intérêts, mais au travers de leurs intérêts il y avait toujours celui du malade car l'un et l'autre sont intimement liés. À partir du moment où ce ne sont que des administrateurs, à moins qu'ils ne possèdent une fibre humaniste suffisante (j'en ai connu) l'intérêt du malade est vite oublié et seul compte l'intérêt de l'entreprise qu'ils ont à gérer. D'ailleurs, le rêve d'un directeur d'hôpital ne serait-il pas d'avoir un hôpital sans médecins, sans ces empêcheurs de tourner en rond qui ne connaissent rien aux chiffres (c'est vrai qu'en général les médecins sont de piètres administrateurs) et qui viennent parler de charge de travail, de souffrance et de conditions de vie des malades à l'hôpital, comme si ces critères étaient déterminants ! Qu'ils se rassurent, je suis persuadé que dans quelques années il existera des établissements de soins qui fonctionneront sans les médecins ; ceux-ci ne seront plus qu'appelés en consultation pour donner un avis ponctuel, sur telle ou telle situation pathologique relevée par le personnel.

De nombreux facteurs concourent à ce changement : tout d'abord l'importance croissante du personnel paramédical dans les prises de décision, et la pénurie de médecins qui va cruellement se faire sentir dans les prochaines années, car les effets du relâchement du numerus clausus n'interviendront qu'à la fin de leurs longues études (Il faut 8 à 10 ans pour former un médecin !). À propos du numerus clausus, il faut rappeler que cette décision de limiter le nombre d'étudiants en médecine a été prise il y a déjà plusieurs années, afin de limiter le nombre de médecins qui, pensait-on, étaient générateurs de dépenses de santé. On en observe maintenant les effets : nous manquons cruellement de médecins, tout particulièrement dans le secteur hospitalier où nous sommes obligés « d'importer » des médecins étrangers dont la compétence ou les qualités humaines n'ont pas être mises en cause, mais qui acceptent des niveaux de rémunération que les médecins français n'auraient pas acceptés.

Pour sélectionner les étudiants en première année on a établi un concours basé sur des matières qui n'ont qu'un très lointain rapport avec la médecine, même si leurs bases sont nécessaires à une bonne compréhension des matières enseignées plus tard. Ce bachotage extrême récompense les plus acharnés au travail, pas forcément ceux qui feront de bons médecins. Les critères de sélection n'ont aucune relation avec les critères nécessaires à une bonne pratique médicale, ils favorisent une compétition féroce entre les étudiants où seuls priment les intérêts individuels, toutes choses qui n'ont que très peu de lien avec une bonne pratique médicale.

Il serait pourtant très simple (trop simple ?) de demander aux candidats carabins d'effectuer un stage infirmier d'une année au cours de laquelle on pourrait juger de leurs aptitudes de soignants, avant d'être autorisés à entamer des études de médecine.

Ces dernières années ont vu fleurir de nouvelles fonctions dans le corps des infirmiers multipliant les échelons hiérarchiques chez les cadres au détriment de leur présence sur le terrain. Ces « petits chefs » ont empiété sur le domaine jusque-là réservé aux médecins, et je ne serais pas étonné que dans quelques années, ne s'ouvrent des services sans médecins, réservés aux pathologies chroniques non spécialisées, où le médecin n'interviendrait qu'à la demande du personnel soignant.

Avec le vieillissement de la population et les multipathologies dont sont atteints beaucoup de gens âgés, limitant ainsi leurs possibilités d'être soigné à domicile, ce type de pseudo service hospitalier remplacera certainement de nombreux services de médecine polyvalente de nos petits ou moyens hôpitaux. Le manque de médecins et le désir de réaliser à tout prix des économies en matière de santé ne fera qu'accélérer le changement.

Le malade y trouvera-t-il un bénéfice ? J'en doute. Certes les services très spécialisés, ou de pointe, ne seront sans doute pas touchés par ce changement. Mais sera-t-on obligé d'être

hospitalisé au C.H.U. pour une bronchite un peu sévère qui nécessite cependant une surveillance médicale de quelques jours ? Il est probable que les services universitaires se feront tirer l'oreille pour accepter un malade qui ne représente pour eux qu'un intérêt très relatif. Alors où aller si votre état de santé ne vous permet pas de rester seul chez vous ? Les services spécialisés des petits et moyens hôpitaux ferment les uns après les autres, les C.H.U. ne reçoivent que les cas les plus sévères (et donc intéressants), alors ?
Alors il faut espérer que le privé saura prendre la relève et offrir aux malades les structures intermédiaires dont ils auront besoin.
Ce n'est cependant pas si simple. Pour fonctionner le secteur privé doit impérativement être rentable, l'accueil de ces patients « tout venant » pourra-t-il rentrer dans ce cadre ? Tout dépendra du prix de journée que les pouvoirs publics accorderont à ces services pour en assurer un fonctionnement pérenne. Dans ce cas, aura-t-on réalisé des économies en transférant au privé un secteur d'activité qui jusque-là relevait du public ?
Si oui, tant mieux, sinon nous n'aurons fait que déshabiller Jacques pour habiller Paul.
Et les malades, auront-ils tous accès à ces services quelque soit leur condition sociale ?
C'est souhaitable, espérons que cela soit possible.

Les services d'urgences regorgent de monde, il est impensable de pouvoir en fermer certains sans nuire à la santé publique et au droit aux soins que chaque citoyen d'un pays riche est en droit de réclamer, il faudra même en créer de nouveaux, publics ou privés, tant la demande est forte. Mais il faut savoir qu'un des grands problèmes de ces services, pour ne pas dire le problème majeur, est de disposer de suffisamment de lits d'aval pour pouvoir hospitaliser les

malades dont l'état ne permet pas le retour à domicile. Où va-t-on les hospitaliser si l'on continue à vouloir fermer ces services de médecine polyvalente ?
Si l'état continue dans cette voie espérons que le privé prendra la relève et qu'on lui donnera les moyens de le faire. Mais est-ce au privé d'avoir ce rôle social ? Chacun y répondra en fonction de ses options philosophiques.

Alors, où sera-t-on hospitalisé demain ? Le mieux est certainement, si votre état de santé et les conditions familiales le permettent, d'être hospitalisé chez vous, ce n'est qu'une question de moyens.
Hélas tout le monde ne peut pas se le permettre !

Le thermomètre

Les mœurs anglaises sont très différentes des nôtres : ils roulent à gauche, boivent du thé et de la bière (ce qui ne les empêche pas d'apprécier le bon vin), ils n'ont pas aboli la royauté, ils ont des femmes qui ne sont pas les plus belles de la Terre, ils attrapent facilement des coups de soleil, etc., etc. et dans le domaine médical ils usaient de la bouche comme nous de l'anus, non pour exprimer quelque flatulence, mais pour prendre leur température (car maintenant avec les thermomètres infrarouges auriculaires je pense qu'ils font comme nous).
Cette particularité dans l'usage spécifique de chaque orifice n'influe pas réellement sur la lecture des résultats, mais peut entraîner quelques déconvenues.

Comme la plupart des médecins de ma génération j'ai effectué mon service militaire en tant que médecin-aspirant. Je fus affecté à un régiment de chasseurs dont la caserne avait

une assez belle infirmerie avec une quinzaine de chambres.
À part le médecin-chef et l'infirmier-chef nous n'étions que des appelés. Mon patron, un homme charmant et compétent, laissait le soin aux aspirants de gérer l'infirmerie, l'infirmier-chef n'avait aucune autorité sur le personnel appelé, et lors de mon arrivée je découvrais une infirmerie à la propreté toute relative, sans parler de l'organisation des soins laissés au bon vouloir des infirmiers dont la principale préoccupation était d'en faire le moins possible, sous prétexte qu'ils n'avaient pas demandé à venir là. Certes, mais moi non plus ! Nous avions cependant la chance eux et moi d'être dans un service privilégié par rapport au reste du régiment, et militaires ou civils, avions une obligation et un devoir : soigner ceux qui nous le demandaient.
Il fallut quelques semaines, et quelques éclats de voix, pour que les infirmiers se pénètrent de ces principes, tiennent normalement leur rôle de soignants, et que les locaux ressemblent enfin à une infirmerie. Malgré tout j'avais dû accepter de passer sur quelques points que les infirmiers considéraient comme du détail, tels que le nettoyage des thermomètres après usage.
Ils affirmaient les nettoyer avant usage et jugeaient donc inutile de les nettoyer après.
J'avais cédé sur ce point qui semblait être pour eux une revendication sur laquelle ils n'accepteraient aucun compromis, ayant dû se plier par ailleurs à toutes mes décisions en matière d'organisation et de propreté des locaux.

Un jour, un régiment de blindés anglais en manœuvre dans la région, fit escale dans nos quartiers pour la nuit. Lorsque j'arrivai à l'infirmerie, un des infirmiers m'annonça qu'un Anglais était malade. Il l'avait mis dans une chambre en attendant ma visite.

En montant à l'étage où était située sa chambre, je réalisais soudainement qu'ils avaient dû lui demander de prendre sa température et connaissant l'usage local des thermomètres je m'attendais au pire.
Effectivement, lorsque j'ouvris la porte de la chambre je vis l'Anglais couché sur le dos, les yeux fixant le plafond, bien bordé de draps propres et le thermomètre planté dans la bouche comme un bâton de réglisse.
Je dus refermer précipitamment et rire en silence dans le couloir.
- Les cons, j'aurais dû m'en douter !
Lorsque je redescendis, les infirmiers m'attendaient dans la salle d'examen avec un petit sourire.
- Alors l'Anglais ?
Heureusement nous n'eûmes à déplorer aucun incident diplomatique ce jour-là.

Vive la grippe !

Vive la grippe c'est ce qu'ont dû se dire les responsables des laboratoires pharmaceutiques qui ont fabriqué les vaccins, les masques et autres gels désinfectants pour les mains. Certes tous les ans les campagnes de vaccination pour la grippe remplissent les poches des fabricants leur assurant un revenu garanti, mais cet hiver 2009/2010 ils ont vraiment fait très fort. Ils avaient en partie raté leur coup avec la grippe aviaire, il y a quatre ans, mais ils se sont bien rattrapés avec la grippette H1N1.
Osons le dire, nos décideurs ont été au-dessous de tout dans la gestion de cette grippe qui a tourné à la pantalonnade.
En mai 2009 on nous annonce qu'un virus grippal de type A est sur le point d'envahir le monde et que nous risquons tous de mourir à cause de lui. L'épidémie a commencé dans l'hémisphère sud et va se répandre chez nous au mois de novembre ou décembre il faut donc prendre les mesures qui s'imposent afin d'éviter que cette épidémie ne se solde par une hécatombe.

En juin je suis parti au Pérou, donc dans l'hémisphère Sud, effectuer une mission humanitaire. L'épidémie était censée y faire rage… je n'ai rien observé d'inquiétant. Cela me confirmait dans mon idée que le danger était bien faible, même si la contagiosité était réelle et qu'il n'y avait aucune commune mesure entre le risque couru et l'affolement médiatique observé.
J'avais écrit un article en mai avant de partir, et ce que je venais de voir en Amérique du Sud confirmait cette impression à savoir, qu'il s'agissait plus d'un coup médiatique destiné à doper le marché que d'une réelle menace pour l'humanité.

Il n'était pas aisé, à l'automne 2009, d'aller à contre-courant des affirmations toutes plus alarmistes les unes que les autres et largement diffusées par les médias. J'en avais discuté avec des confrères, la plupart préféraient jouer la prudence et conseillaient à leurs malades de se faire vacciner dès que le vaccin serait disponible. Je comprends parfaitement cette attitude étant donné le délire médiatique dans lequel nous étions, sans doute savamment entretenu par des sources officielles ou officieuses, qui ne rataient pas une occasion pour affoler un peu plus la population. On peut admettre que les médias se soient laissés abuser par des affirmations difficiles à contrôler surtout pour des non-professionnels de la santé. Les journalistes auraient cependant pu se renseigner auprès de leurs confrères des pays de l'hémisphère Sud ayant un niveau de développement identique au nôtre, (on meurt plus de grippe dans les pays sous-développés que chez nous) pour connaître les chiffres de mortalité liée à cette épidémie. Ils se seraient vite rendu compte qu'il ne s'agissait là que d'une banale grippette, pouvant bien sûr parfois se révéler dangereuse chez des individus particulièrement sensibles. Admettons donc que les médias, par facilité, se soient laissés

abuser, et par goût du sensationnel aient trouvé « amusant » d'affoler la population. Mais nos dirigeants, ceux qui ont en charge la santé du pays, comment ont-ils pu tomber dans un tel panneau ? Certes, ils ont fait confiance à leurs experts. Mais ces experts étaient-ils objectifs ? Un récent rapport de l'Assemblée Nationale qui a créé une commission d'enquête sur le sujet, estime que la plupart des experts consultés n'étaient pas exempts de tous conflits d'intérêts avec les laboratoires qui fabriquent le vaccin. Sans vouloir les accabler on peut estimer qu'ils ont péché par excès de prudence, ce qui ne peut que nuire à leur objectivité.
Je ne fus pas le seul, à l'époque, à écrire quelques articles relativisant le danger de cette épidémie, des gens beaucoup plus connus que moi et avec une renommée qui ne pas être mise en doute, ont également essayé de faire valoir leurs opinions mais sans succès.

En admettant que les experts aient eu raison, (ce qui rappelons-le est faux : ils se sont lourdement trompés) dans ce cas l'épidémie était à nos portes et pour l'enrayer il aurait fallu pouvoir vacciner au moins la moitié de la population française en quinze à vingt jours. Ce qui était matériellement impossible ! Le schéma vaccinal proposé (convocation à des centres de vaccination) et les délais d'approvisionnement en vaccins ne permettaient pas d'effectuer cette vaccination de masse de manière assez rapide pour enrayer l'épidémie et éviter qu'elle ne se propage dans notre pays.
Cela nos dirigeants en étaient parfaitement conscients, à moins qu'ils ne soient totalement stupides, ce qui m'étonnerait, ils savaient très bien qu'ils ne pourraient pas vacciner un nombre suffisant de Français dans des délais suffisamment courts pour enrayer l'épidémie.
Malgré tout ils commandaient 94 millions de doses !!! Car on estimait qu'il faudrait deux injections pour être parfaitement

protégé. Ce qui s'est révélé faux par la suite, mais au diable l'avarice, les doses étaient commandées et en cours de fabrication.
Le schéma vaccinal efficace ne pouvant être respecté, il ne fallait bien sur pas commander toutes ces doses de vaccin. Mais c'est vrai qu'il aurait fallu un certain courage, (dont font rarement preuve nos ministres), pour venir devant le peuple expliquer que ne pouvant mettre en place une campagne de vaccination rapide par manque de vaccins disponibles, il fallait simplement s'en tenir à des mesures d'hygiène de base et au port de masque pour les personnes contaminées, afin de limiter la propagation de cette épidémie qui de toute façon n'était pas très grave.

Le port de masques par les personnes contaminées est par contre une mesure intéressante qui devrait être appliquée tous les ans en période d'épidémie. Ce qui est scandaleux c'est d'en avoir stocké des quantités faramineuses qui ne serviront jamais, car contrairement à ce que l'on pourrait penser les masques aussi ont une date de péremption. Cerise sur le gâteau, un de mes amis, cadre supérieur dans une entreprise de matériel médical, m'a déclaré que l'État, non seulement leur avait acheté une quantité astronomique de masques, mais qu'en plus il payait mensuellement son entreprise pour les stocker jusqu'à l'expiration de leur date de validité !
On ne peut pas passer sous silence non plus l'immense marché des gels hydro alcooliques, autrement dit un mélange d'eau gélifiée avec de l'alcool pour se désinfecter les mains. On en trouve maintenant partout dans les hôpitaux. Il y a une borne distributrice environ tous les 10 mètres dans les couloirs, et on retrouve cette solution miracle en vente partout y compris dans les stations-service !
Je ne nie pas l'efficacité de ce produit, absolument sans intérêt en dehors de sa facilité de mise en œuvre, mais son

usage immodéré risque favoriser la sélection des germes les plus virulents au détriment d'une flore plus polymorphe et beaucoup moins agressive.

Nos décideurs se sont comportés de manière bien étrange dans la gestion de cette épidémie de grippe. Personnellement j'avais tendance à penser qu'ils étaient incompétents. Un de mes amis médecin pense qu'ils sont relativement compétents, mais les soupçonne d'être tous corrompus ! Je lui laisse la responsabilité de cette hypothèse.
Par contre, en ce qui concerne l'organisation même de la campagne de vaccination, c'est l'incompétence la plus totale qui a régné. Nos valeureux fonctionnaires de la santé y ont vu l'occasion rêvée de pouvoir enfin mettre en oeuvre le schéma opérationnel qu'ils avaient élaboré lors de la menace de grippe aviaire. Fiasco total !
La première erreur, fut de prévoir des centres de vaccination alors que le recours aux médecins généralistes de terrain eût été bien plus efficace.
La deuxième fut dans l'organisation même de ces centres : manque de matériel de réanimation en cas de choc anaphylactique à l'injection, erreur de planning dans la convocation des malades, et dans celle des médecins (je fus réquisitionné par le préfet pour aller officier dans un centre sur une tranche horaire où il était précisément fermé). De toute façon telle qu'était organisée cette campagne de vaccination, même en admettant qu'elle fût prête en temps et en heure, ce qui ne fut pas le cas, il était impossible de vacciner dans un laps de temps suffisamment court une partie suffisamment importante de la population pour arrêter l'épidémie.
On pourrait en sourire si toute cette mascarade n'avait eu un coût considérable : Rémunération des médecins, des infir-

mières, des responsables de centre, sans parler des frais d'organisation.
Que dire également des notes que nous recevions hebdomadairement dans les hôpitaux.
Au début les autorités nous conseillaient de faire des prélèvements à tous les cas graves, ou susceptibles de le devenir (?) et de prescrire du Tamiflu, médicament sensé limiter la prolifération virale, (dont il fallait bien écouler les stocks achetés lors de la menace de grippe aviaire), en évitant sa prescription aux femmes enceintes et aux enfants en bas âge chez qui le produit est contre-indiqué. Quelques semaines plus tard on nous recommandait d'en prescrire à tous les malades présentant un syndrome grippal, quels que soient leur état et leur âge, et de ne plus faire de prélèvement nasal à la recherche du virus de type A H1N1. Autrement dit on nous conseillait tout et son contraire quelques jours plus tard ! Heureusement nous ne tenions pas grand compte de ces notes, et heureusement ce ne fut qu'une grippette !

Alors que faire en cas d'épidémie ? Si le vaccin est disponible suffisamment tôt, et si vous avez peur d'être atteint, ou si vous présentez un risque, faites-vous vacciner. Sinon, essayez d'attraper le virus en début d'épidémie (il est moins virulent), bourrez-vous d'oligo-éléments, de quelques remèdes homéopathiques et d'aspirine et tout devrait bien se passer.

Pour une écologie médicale

L'écologie et l'environnement c'est dans l'air du temps. Lorsqu'il s'agit de culpabiliser l'individu, ou de trouver une justification à un nouvel impôt sans soulever de trop grandes contestations, on utilise l'argument de l'écologie et de la défense de l'environnement.
Mais qu'est-ce que l'écologie ? On peut en faire une définition sommaire en disant qu'il s'agit de faire vivre en harmonie différents éléments dans un même milieu, et considérer les interactions existantes entre ces différents éléments afin de mieux comprendre la dynamique de l'ensemble. Rapporté à l'homme on peut considérer qu'il s'agit d'étudier dans quelle mesure l'environnement agit sur son organisme et comment son organisme peut interagir sur l'environnement.
Pour l'instant, la médecine a totalement ignoré ce phénomène. Certes on étudie l'action de certains éléments de l'environnement de l'homme pour en connaître les effets sur l'organisme, mais c'est essentiellement pour mieux connaître les effets nocifs de certaines substances chimiques, ou

rayonnements, sur la santé, sans pour autant se préoccuper véritablement de la place de l'homme dans son milieu.
Et pourtant, tout être vivant, plante ou animal, est conditionné par son milieu.
Il est relativement facile de décrire l'influence du milieu sur les plantes : il est évident que leur croissance a lieu au printemps et non l'hiver. La pluviométrie, la température, l'ensoleillement, l'altitude, sont également déterminants, non seulement pour leur croissance mais également pour leur maintien ou non dans un écosystème donné. On retrouve certaines variétés d'arbres et de plantes jusqu'à une certaine altitude et pas au-delà, car l'environnement devient hostile pour eux ; il ne viendrait à l'idée de personne de vouloir faire pousser des orangers au Danemark, pas plus qu'on ne pourrait espérer une récolte de blé semé sur les dunes de la côte landaise. Tous ces exemples semblent évidents, et pourtant ils nous rappellent qu'un organisme vivant, végétal, doit pour germer, croître, et survivre, se trouver en harmonie avec le milieu qui l'accueille. Sans ces conditions de base la plante ne germe pas si le milieu est d'emblée hostile, dépérit si elle ne trouve pas les éléments nécessaires à sa croissance, ou meurt si les conditions initiales sont plus respectées.
Mais, direz-vous, nous ne sommes pas des plantes mais des animaux. Certes, les animaux possèdent des facultés d'adaptation plus grandes que les plantes, ne serait-ce que par leur possibilité de se déplacer pour choisir un habitat plus favorable, mais envisagerait-on de faire vivre un ours blanc sous l'équateur ou une gazelle sur la banquise ?
L'ours à un fonctionnement métabolique qui lui permet de se nourrir uniquement quelques mois par an, et d'effectuer des réserves suffisantes pour tenir le reste du temps malgré les rigueurs du climat ; la gazelle du fait de son alimentation herbivore est obligée de passer la plus grande partie de son temps à manger. Tout cela encore, paraît évident. Mais cela

n'est évident que parce que pour nous, l'ours doit vivre sur l'Antarctique et la gazelle dans la savane et non l'inverse, car nous les savons adaptés au milieu dans lequel ils vivent. Adapté est un mot trop faible, ils ne sont pas adaptés au milieu, ils sont en symbiose étroite avec ce milieu.
Cet équilibre entre leur écosystème (le milieu où ils vivent) et leur physiologie est vital pour eux. Tout animal est capable d'adaptation, mais ces adaptations ont lieu dans un cadre bien défini que l'on ne peut dépasser.
L'ours polaire pourra s'adapter à une année où les phoques sont rares, et la gazelle pourra survivre à une mauvaise saison des pluies ayant entraîné une pousse moins abondante que prévu de la végétation, cela fait partie des variations acceptables mais on ne peut envisager transposer une gazelle dans l'Antarctique et la nourrir de viande de phoque sous prétexte que l'ours, lui, en est capable et inversement mettre un ours blanc dans la savane en lui demandant de devenir herbivore.
Dans ces deux cas, nous dépassons les limites possibles de l'adaptabilité de ces deux animaux.

Mais qu'en est-il de l'homme ? Quel est son écosystème ? Est-ce le même pour toutes les races humaines ? Quelles perturbations sur l'organisme peut-on observer si l'on modifie l'environnement de l'humain ? Jusqu'où peut-on le modifier ? Quels sont les facteurs environnementaux essentiels ? La médecine prend-elle en compte tous ces éléments ? J'ai bien peur que non.
L'homme, peut-être parce qu'il est omnivore, et qu'il peut adapter ses sources d'approvisionnement en énergie en fonction du milieu où il se trouve, est capable de subir des contraintes climatiques que peu d'animaux sont capables de subir, cependant ces contraintes climatiques, auxquelles

l'homme semble pouvoir résister assez facilement, ne sont qu'une petite partie de son environnement.
Nous aussi nous réagissons aux saisons, au rythme diurne / nocturne, et sans doute à bien d'autres influences qu'elles soient rythmiques, d'origine cosmique, ou simplement produites par l'homme et non évaluées encore.
Sous notre latitude, au solstice d'hiver, nous bénéficions d'environ huit heures de jour pour seize heures de nuit, soit environ deux tiers de nuit pour un tiers de jour ; au solstice d'été, c'est l'inverse, nous bénéficions d'environ deux tiers de jour pour un tiers de nuit. On a pu prouver ces dernières années que la luminosité, l'ensoleillement surtout et ses rayons ultra violets, jouaient sur notre métabolisme interne en permettant la sécrétion de certaines substances ou hormones. Il semblerait donc licite d'en tenir compte dans nos emplois du temps comme le faisaient autrefois les paysans, qui rythmaient leur activité sur celle des végétaux qu'ils exploitaient.
Aujourd'hui il n'en est rien. Nous ne tenons aucun compte dans notre vie quotidienne, et surtout dans notre vie professionnelle, de ce facteur environnemental.
Cela a-t-il des conséquences sur notre santé ? Difficile à dire, je ne connais aucune étude faite sur le sujet. (?)

Il existe bien d'autres facteurs environnementaux dont nous ne tenons pas, ou peu compte.
La température, l'humidité, la pression atmosphérique, l'ionisation atmosphérique et sans doute bien d'autres facteurs influent sur notre manière d'être et par là même sur notre santé.
Nous ne savons relever que les pollutions les plus évidentes celles qui entraînent des effets visibles à court ou moyen terme, sans chercher à savoir dans quel écosystème l'homme

doit vivre, et quelles en sont ses limites, bien sûr variables en fonction de nos connaissances.
Il y a quelques années, dans le groupe de médecins où je travaillais nous avions remarqué qu'il existait des séries dans les pathologies que nous avions à traiter : il y avait des nuits où la plupart des appels étaient en relation avec des phénomènes spasmodiques, d'autres où il s'agissait plutôt de phénomènes circulatoires ou cardiaques, d'autres enfin où le côté psychique semblait prédominer. Bien sûr il ne s'agissait que d'une approche très grossière de ces phénomènes pathologiques, et nous ne nous en tenions qu'à des critères cliniques et non pas biologiques.
Pour essayer de trouver un dénominateur commun à ces pathologies qui nous arrivaient par tir groupé, et plutôt que d'évoquer la fameuse loi des séries qui veut simplement dire qu'on ne peut pas expliquer le phénomène, nous avons décidé d'effectuer quelques mesures simples (voir simplistes) de certains éléments de météorologie afin d'essayer de les relier à des phénomènes pathologiques définis. Pour ce faire, nous avons demandé aux secrétaires de téléphoner quatre fois par jour à la station météo de l'aéroport et de noter quatre données : la température, la pression atmosphérique, l'hygrométrie, et la direction du vent. Nous avons effectué ces relevés pendant quelques mois (entre trois et six je ne me souviens plus très bien), les données que nous pensions pouvoir associer à des phénomènes pathologiques, tels que la pression atmosphérique, ou la température, se sont relevées décevantes. Aucune corrélation entre leurs variations et l'apparition de tel ou tel phénomène pathologique. Il en était de même pour l'hygrométrie. Seule, la direction du vent semblait pouvoir correspondre à des séries de pathologies identifiables. Selon sa provenance, est ou ouest, certains phénomènes pathologiques semblaient se reproduire.
Pourquoi est-ouest et non pas nord-sud ?

La seule explication que nous ayons pu en tirer, c'est que dans la région de Bordeaux lorsque le vent vient de l'Ouest il arrive de la mer et lorsqu'il vient de l'Est il vient de la terre. Ainsi un vent d'ouest est principalement chargé d'ions négatifs et un vent d'est d'ions positifs.
Ce n'est cependant qu'une approche très grossière de la différence qui peut exister entre ces deux courants aériens car nous n'avons pas effectué de mesures quantitatives de l'ionisation atmosphérique, elles seules auraient pu nous permettre d'en tirer des conclusions plus spécifiques.
Mais qu'est-ce donc que l'ionisation ?
Un ion, c'est un atome qui a gagné ou perdu un électron, sa charge globale est donc devenue négative ou positive, par rapport à l'atome de référence. L'atmosphère que nous respirons est plus ou moins fortement ionisée, c'est-à-dire qu'elle possède plus ou moins d'atomes ayant gagné ou perdu un électron. Selon que ces ions sont en majorité positifs ou négatifs dans l'air que nous respirons, notre « comportement » change.
Cela peut paraître bien obscur, mais un exemple simple permet de mieux comprendre ce qui se passe lorsqu'il y a un changement de polarité de l'ionisation atmosphérique. Avant un orage, la plupart des gens s'accordent pour dire que le temps est « lourd » et l'on se sent un peu différent, plus ou moins fatigué, plus ou moins énervé, etc. Après les premiers coups de tonnerre et lorsque le la pluie est tombée, on se sent généralement apaisé avec une sensation de bien-être. Des mesures ont permis de montrer qu'avant l'orage, l'ionisation atmosphérique était fortement positive, et qu'après elle était devenue fortement négative. C'est le même phénomène que celui que l'on observe près des jets d'eau ou des cascades (forte ionisation négative) endroits où l'on ressent en général une sensation de bien-être et de détente. À une époque les Russes avaient envisagé de construire des jets d'eau et des

fontaines en quantité dans les grandes villes, afin de créer des zones de détente pour les citadins, je ne sais pas si ce programme fut accompli ou pas.
Ces mêmes Russes se sont beaucoup intéressés à l'ionisation, et ils ont écrit de nombreux articles sur le sujet. Il faut dire que ce problème a surtout été étudié par les militaires, car il concerne particulièrement le personnel des sous-marins obligé de vivre en atmosphère confinée, au contact direct d'émetteurs potentiels d'ions positifs, tels que les appareils électroniques et les moteurs électriques.

Des expériences furent effectuées sur des rats que l'on oblige à vivre à plusieurs dans une même cage, et que l'on soumet à une atmosphère soit enrichie en ions positifs, soit enrichie en ions négatifs. On note leur comportement, entre autres le nombre d'agressions qu'ils commettent dans un laps de temps donné. La différence est très significative selon la polarité de l'atmosphère. En atmosphère enrichie en ions positifs, le nombre de bagarres entre les rats est très nettement supérieur à celui que l'on observe lorsque l'atmosphère est enrichie en ions négatifs.
Cette expérience confirme ce que l'on ressent après une pluie d'orage ou près d'une chute d'eau où on se sent plus détendu, plus calme. Ainsi donc une atmosphère enrichie en ion négatif semble provoquer la détente et diminuer l'agressivité (si l'on s'en tient uniquement à des phénomènes visibles et facilement enregistrables, qui ne sont sans doute que le reflet des échanges intermoléculaires aboutissant à l'intérieur de notre cerveau, à la sécrétion de tel ou tel facteur humoral responsable de cet état. Qu'en est-il des autres effets qui ne produisent pas de phénomènes facilement identifiables ?).
Les choses semblent donc simples, les ions négatifs entraînent détente, calme, et favorisent le repos alors que les ions positifs favoriseraient l'agitation et l'agressivité.

Hélas cela serait trop simple.
Si nous revenons à nos rats enfermés dans une cage, et que l'on reproduise les expériences dont nous avons parlé plus haut, mais cette fois-ci en augmentant très significativement la quantité d'ions dans l'atmosphère respirée, on s'aperçoit que pour les ions négatifs, l'effet s'inverse si leur concentration est trop élevée.

Ces quelques expériences simplement pour montrer que les choses ne sont pas aussi simples qu'on veut bien nous le faire croire, surtout lorsque qu'on veut aboutir à des conclusions définies à l'avance : il est par exemple, aujourd'hui, impossible de savoir quel est la réelle nocivité (ou innocuité !) de la pollution hertzienne que nous subissons quotidiennement, tout particulièrement celles provenant des téléphones mobiles, car le marché existe, il est immense, et l'usager est très demandeur de ces nouvelles technologies, très pratiques, agréables, voire utiles.
Nous vivons dans un monde environné de générateurs d'une pollution que nous ne connaissions pas dans la première partie du XXe siècle et dont nous ne verrons vraisemblablement les effets que dans une ou deux générations.
Alors prudence, prudence !

Qu'en est-il également des influences astrales comme celle du soleil ou de la lune, pour ne parler que des plus connues, sur le comportement du corps humain.
Je me souviens d'un cardiologue qui me disait avoir remarqué que les pics de pathologie cardiaque qu'il observait en fin d'hiver, correspondaient à des périodes d'activité solaire plus importante (Il entendait par activité solaire, les tâches que l'on peut observer à la surface du Soleil et non la durée d'ensoleillement). On sait que ce nombre de tâches atteint un maximum tous les neuf à treize ans environ puis diminue

ensuite. Ces tâches sont liées à l'activité magnétique de notre étoile qui envoie alors dans l'espace une quantité énorme de particules chargées électriquement. Lorsqu'elles arrivent à proximité de la terre ces particules sont déviées par le champ magnétique terrestre, mais une certaine partie arrive à pénétrer dans l'atmosphère provoquant les aurores boréales et parfois même des dysfonctionnements dans les circuits électroniques les plus exposés. Pour certains scientifiques cette activité du soleil est un des facteurs déterminants de la modification de l'atmosphère terrestre et donc du climat.
À la fin du 17e et au début du 18e siècle l'Europe a connu une mini période glaciaire (Croissance importante des glaciers alpins et gel de la Tamise l'hiver) que les scientifiques relient à l'absence de taches sur notre soleil pendant soixante-dix ans.
En percevons-nous les effets dans notre fonctionnement intime ? Bien sur cela reste à prouver, mais il ne serait pas inintéressant de reprendre les données des géophysiciens pour essayer de comparer les dates de forte activité solaire, avec des données épidémiologiques.

La lune, bien que des milliers de fois plus petite que le soleil, influe elle aussi sur notre terre. Nous connaissons tous son action sur notre planète, puisque c'est elle qui provoque le phénomène des marées. Mais quelle est son influence réelle sur notre physiologie ? Je n'en sais rien, mais tous les centres d'accueil des urgences disent que les nuits de pleine lune ils sont débordés, et toutes les sages-femmes vous diront que la Lune a une influence sur les accouchements. Il est difficile de savoir si la Lune déclenche réellement les accouchements, cependant une thèse de médecine a cherché à établir une relation entre les différentes phases lunaires et la variation du nombre d'accouchements au cours de ces périodes. Dans ses conclusions l'auteur évoquait plutôt le fait que la lune aurait

déclenché quelques dizaines de semaines auparavant l'ovulation responsable de la grossesse. Il était donc tout naturel que l'on retrouve par la suite une concordance entre certaines phases lunaires et le nombre d'accouchements, sachant que la grossesse humaine est un multiple exact de ces phases (tout comme le cycle féminin de 28 jours correspond à un cycle lunaire).
Toutes ces questions ne semblent pas intéresser grand monde actuellement, il est vrai qu'aucun intérêt économique n'y est attaché.

Autre sujet que l'on pourrait placer dans la rubrique écologie, c'est celui des greffes. On a récemment découvert que le greffon avait une action propre sur le corps du greffé, en dehors de l'action spécifique pour lequel la greffe avait été effectuée. Jusqu'à présent nous ne nous étions pas beaucoup souciés des effets du greffon sur l'organisme greffé en dehors de la fonction technique pour lequel l'organe avait été placé dans un corps nouveau. Plus nous avançons dans les recherches et plus la complexité de ces mécanismes apparaît. On a également découvert récemment que des cellules fœtales pouvaient persister plusieurs années dans l'organisme maternel après une grossesse ; les problèmes immunologiques que pose la grossesse sont loin d'être résolus (on commence juste à les imaginer) on sait simplement que la relation mère enfant est extrêmement intime au cours des neuf mois de gestation et ne se limite pas au seul approvisionnement en sang oxygéné par le biais du placenta, mais que ces deux organismes (différents génétiquement), vivent en symbiose parfaite, interagissant l'un sur l'autre tant sur le plan de la biochimie que sur celui de l'émotion.
En plus, il semblerait maintenant que les modifications qu'a créées le fœtus sur l'organisme de sa mère ne se limitent pas à la date de l'accouchement. Peut-être serait-il bon alors de

repenser le problème des mères porteuses en envisageant non seulement les problèmes éthiques mais aussi physiologiques que cela peut entraîner.

Chaque situation nouvelle dans laquelle notre organisme est plongé entraîne des modifications destinées à assurer un nouvel équilibre qui tient compte de ces nouveaux facteurs.
Le médecin doit se souvenir que son malade vit dans un biotope particulier, que sa famille, son travail, ses préoccupations, ou d'autres éléments de sa vie affective, interagissent en permanence avec son corps, pour en avoir une vision globale, et pouvoir adopter la stratégie thérapeutique qui tiendra compte de tous ces éléments.
On peut bien sûr traiter un organe en ne considérant que ce dernier et en lui appliquant des traitements très spécifiques, cependant le travail du médecin généraliste serait incomplet s'il ne replaçait pas cet organe et sa fonction défaillante, dans le cadre plus général du fonctionnement de l'organisme, car il est possible que de mauvaises conditions environnementales soient responsables de l'altération du fonctionnement de cet organe, et inversement.

On a longtemps opposé le cerveau au reste du corps. Il y avait d'un côté le psychique et de l'autre, le somatique. On sait que le psychique influe sur le somatique, mais ce n'est que depuis peu que l'on commence à considérer que l'inverse est aussi possible.
Le cerveau peut agir sur son environnement (le corps), et de nombreux dysfonctionnements de l'organisme sont liés à un conflit ou à un stress mal géré. Mais le corps agit également sur le cerveau, et le dysfonctionnement d'un organe peut modifier l'activité psychique en stimulant ou en inhibant des pulsions ou des sentiments susceptibles de modifier le raisonnement et le comportement des individus :

Il est plus facile de se mettre d'accord au dessert qu'avant d'avoir mangé. La faim augmente l'agressivité alors que la satiété entraîne plutôt la détente et favorise les accords, ou au moins les compromis.
Il faut reconnaître aussi que l'on a souvent eu recours à l'étiologie psychosomatique pour masquer notre ignorance.
Pendant très longtemps on a cru que les ulcères de l'estomac étaient purement d'origine psychosomatique. Jusqu'à ce que l'on découvre qu'une bactérie qui répond au nom charmant de Helicobacter pylori, était responsable d'une bonne partie de ces ulcères.

La science faite actuellement de tels progrès techniques qu'elle peut hélas, générer ce que nous aurions appelé il y a quelques années encore des erreurs physiologiques.
La morale, ou tout simplement le bon sens, n'ont pas eu le temps de suivre et s'adaptent tant bien que mal à des situations nouvelles qui aboutissent parfois à des aberrations.
L'homme doit vivre en harmonie avec son milieu et en harmonie avec lui-même selon des règles que la physiologie a définies d'elle-même au fil des temps.
Les techniques nouvelles, génétiques, immunologiques, l'usage des cellules souches (sans nier une seconde leur intérêt, et les immenses espoirs qu'elles peuvent engendrer chez des malades pour l'instant encore condamnés), doivent au contraire nous inciter à redéfinir nos critères éthiques afin de n'utiliser ces techniques qu'avec la certitude d'avoir un bénéfice réel pour l'individu et l'espèce humaine

Les différents organes de notre corps interagissent entre eux et notre corps lui-même interagit avec son biotope, ne pas en tenir compte est, pour le médecin, sinon une faute, au moins une erreur.

Greffes et vaccins

L'usage des greffes et des vaccins s'est énormément développé au cours des 30 dernières années. Je n'ai nullement l'intention de nier leur utilité, les vaccins comme les greffes ont sauvé des vies humaines et ont permis d'en améliorer certaines.
Tout n'est cependant pas aussi simple. Si l'individu n'était qu'un assemblage d'éléments divers fonctionnant chacun d'une manière autonome, alors bien sûr on pourrait envisager des échanges inter- individus tout comme on peut se rendre chez un marchand d'accessoires automobiles pour faire un échange standard d'alternateur ou de tout autre organe défaillant d'un moteur, cependant chez l'être vivant tous les organes sont interdépendants les uns des autres et sont des pièces uniques correspondant à un code génétique bien précis ce qui complique bien sûr les conditions dans lesquelles peut s'opérer une greffe. Certains organes sont plus difficiles à greffer que d'autres non pas en raison de critères mécaniques, il ne s'agit somme toute la plupart du temps que d'un

problème de plomberie plus ou moins difficile à résoudre, mais parce qu'ils sont fortement marqués par les caractéristiques du corps dans lequel ils ont été façonnés, celui du donneur, caractéristiques qui seront plus ou moins bien acceptées par le receveur. Très récemment plusieurs équipes de chercheurs ont montré qu'il existait des facteurs génétiques susceptibles d'induire des troubles du rythme cardiaque. Le cœur n'est pas qu'une simple pompe susceptible de passer d'un corps à un autre comme on le lit parfois dans la presse grand public.

La première greffe de tissus humains fut la transfusion sanguine et on s'est vite aperçu qu'il ne suffisait pas de remplacer un volume de sang par un volume identique d'un autre sang pour obtenir un effet thérapeutique. Le sang était porteur d'une spécificité propre au donneur que l'on ne pouvait ignorer sans risquer un accident transfusionnel gravissime. C'est ainsi que l'on a découvert les groupes sanguins, puis toute une série de sous-groupes, qui permirent d'effectuer des transfusions sanguines sans accident. Ce que nous faisons pour le sang n'est que très imparfaitement réalisé par les greffes d'organes. Je fus effaré il y a quelques années d'entendre un chef de service dans lequel se pratiquaient des greffes cœur-poumons, organes fortement personnalisés sur le plan immunologique, nous avouer que parfois les critères de compatibilité entre donneur et receveur n'étaient que des critères de taille : il est évident qu'on ne peut pas faire entrer les poumons et le cœur d'un colosse dans la cage thoracique d'un individu fluet, et inversement. Il est également vrai que les personnes greffées sans se préoccuper des critères d'histio-compatibilité, (trop content d'avoir trouvé un donneur), étaient malheureusement des personnes condamnées à court terme, pour qui on pouvait sans doute légitimement espérer apporter un autre espoir de survie.

On a récemment découvert aux États-Unis qu'une jeune femme chez qui on avait effectué une greffe de foie, avait par la suite changé de groupe sanguin pour acquérir celui du donneur de greffon. Ce qui prouve qu'il existe une interaction greffon/greffé, plus importante qu'on ne croyait jusque-là, dont on doit tenir compte, et que les greffes d'organes ne sont pas simplement des actes techniques destinés à remplacer un organe défaillant par un autre en meilleur état, comme voudrait nous le faire croire certains chirurgiens pour qui la performance technique compte plus que l'avenir du patient.
Une fois encore, parce que la technique progresse rapidement, l'action précède la réflexion. Il est vrai que ce n'est pas forcément une mauvaise chose dans la mesure où sans ces actions la réflexion sur de tels sujets n'aurait peut-être pas avancé.
Il est nécessaire qu'il y ait des pionniers pour défricher des territoires nouveaux, mais surement pas à n'importe quel prix !

Le don d'organes est diversement apprécié selon la religion à laquelle on appartient. Le conseil de l'Ordre de la Dordogne a publié fin 2009 dans son bulletin, le compte-rendu d'une conférence organisée sur ce sujet. Pour les catholiques et protestants ce don ne semble pas poser de problème dans la mesure où le corps après la mort n'a plus de « valeur future », cependant la religion judaïque considère que lors de la résurrection, le corps va alimenter l'esprit, et cela implique que le corps soit enterré avec tous ses organes vitaux, quant à la religion musulmane, elle estime que le corps est une enveloppe offerte par Allah, et que celle-ci doit être restituée au moment du décès telle qu'Allah l'a octroyée. Cependant les trois religions monothéistes seraient favorables au don d'organe au motif que cela sauve des vies, affirme le Conseil national de l'Ordre, se référant à ce qu'ont exprimé leurs représentants lors de forums citoyens… À chacun sa vérité, tous les points de vue sont éminemment respectables. Mais il faut se garder de trop schématiser le débat et éviter d'aboutir à une réponse simpliste qui ne satisferait que ceux qui sont à la recherche d'un exploit technique.

Le problème des vaccins est différent, il ne pose pas de questions éthiques particulières. Les personnes qui y sont le plus opposées le sont davantage à l'obligation qui peut leur être faite d'être vaccinées, qu'au principe même de la vaccination. Le principe de la vaccination est simple, il consiste à faire reconnaître par le système immunitaire un élément pathogène, afin que l'organisme fabrique des anticorps qui lui permettront de se protéger par la suite de toutes les agressions venant de cet élément indésirable vecteur de maladies.
La polémique est donc davantage axée sur le mode de fabrication des vaccins et les effets secondaires qu'ils peuvent entraîner que sur le principe même de la vaccination. Il est vrai que pour fabriquer le vaccin, les laboratoires sont obligés d'employer des substances qui peuvent se révéler allergisantes chez certaines personnes (comme par exemple l'œuf) et ajoutent parfois des substances destinées à améliorer l'efficacité du vaccin mais dont la non-toxicité reste à prouver.
Pourquoi n'a-t-on pas de vaccin pour toute maladie ? C'est une question que l'on peut se poser. Pour pouvoir envisager la fabrication de vaccins il faut d'abord pouvoir identifier un agent causal (virus ou bactérie) étranger à l'organisme, qu'on lui administrera à doses très faibles, insuffisantes pour déclencher la maladie mais suffisantes pour déclencher la fabrication d'anticorps et l'acquisition d'une mémoire immunologique. Hélas toutes les maladies ne sont pas d'origine infectieuse, c'est-à-dire liées à l'intrusion d'un agent étranger

à l'intérieur de l'organisme, la majorité de nos maladies sont des dysfonctionnements de la machine elle-même, et ne justifient donc pas l'usage d'un vaccin. Cependant les avancées de la recherche en matière immunologique peuvent permettre de penser que dans un avenir plus ou moins proche il sera possible de fabriquer des substances, sorte d'auto-vaccin, susceptibles de modifier un dysfonctionnement interne induit par des auto-anticorps, c'est-à-dire des substances nocives ayant un effet pathogène, sécrétées par notre propre organisme sans l'action d'un élément extérieur.
Cependant même pour des maladies d'origine bactérienne ou virale il est parfois très difficile de réaliser un vaccin. Nous avons pu identifier le virus du sida et nous sommes encore incapables de fabriquer un vaccin efficace contre ce virus car il est trop polymorphe. Inversement, des études ont montré que les cancers du col utérin pouvaient parfois être induits par un virus (papillomavirus) contre lequel on peut fabriquer un vaccin. Les principales variétés de ce virus ont pu être reconnues et utilisées pour le fabriquer. C'est donc un vaccin qui, indirectement, protège de l'apparition d'un cancer. Mais contrairement à ce que voudrait laisser croire la publicité il ne s'agit pas d'un vaccin qui protège à 100 % des cancers du col de l'utérus, car il existe d'autres causes possibles susceptibles de déclencher le cancer du col.
Nous n'avons pas encore beaucoup de recul vis-à-vis de ce vaccin mais il semble cependant très intéressant.
La production de vaccins répond également à des impératifs économiques. Les vaccins de base sont utiles et nécessaires (diphtérie, tétanos, polio, coqueluche rougeole, oreillons.) D'autres peuvent être utiles dans certaines circonstances ou pour certaines populations, et à moins qu'ils ne présentent des effets secondaires trop fréquents pour pouvoir être utilisés massivement. Il est très tentant pour l'industrie pharmaceutique de susciter auprès des populations une inquiétude

voire une panique, savamment entretenue dans les médias, pour que les autorités, de peur d'être prises en faute, ne recommandent telle ou telle vaccination, et pour que les malades les réclament au médecin. Alors c'est le jackpot pour le fabricant. Tout le monde est content, les autorités de santé qui estiment avoir fait leur devoir, la sécurité sociale qui ne rembourse pas (sauf cas exceptionnel) tous ces vaccins « accessoires », les médecins et les pharmaciens.
Seul le malade pourrait râler t'avoir du dépenser une somme non négligeable, pour une protection parfois aléatoire ou contre un ennemi peu agressif ou dont il aurait pu se protéger différemment et pour moins cher. Mais de cela tout le monde s'en fiche, même la plupart des patients, tant ils sont persuadés d'avoir été sauvés d'un grand péril.
Après tout tant mieux que la santé puisse permettre de générer des bénéfices. Hélas ces bénéfices ne sont pas réinjectés dans le système de protection sociale. Il y a quelques années il y eut une grande campagne de vaccination massive contre l'hépatite B, on a même vacciné les enfants des écoles sans demander l'autorisation des parents. Le prix « grand public » d'une dose de vaccin était relativement élevé et je pense que le bénéfice du laboratoire devait représenter un pourcentage non négligeable du prix de vente, car j'ai dû à l'époque en acheter un certain nombre de doses pour des collectivités, et je crois me souvenir que le prix était quatre fois inférieur au prix public. Je ne pense pas que le laboratoire ait vendu à perte ! On pourrait donc légitimement penser qu'une partie du prix du vaccin aille combler ce fameux déficit de la sécurité sociale. Il n'en est rien, il va simplement grossir les poches des actionnaires des sociétés fabricantes.
Dans le même ordre d'idées je serais très intéressé par une étude, qui malheureusement je pense, n'a pas été faite, en tout cas pas en France, qui consisterait à étudier deux populations

en période d'épidémie grippale, l'une vaccinée, l'autre non vaccinée. Il faudrait comparer l'incidence de la grippe dans ces deux populations, le nombre de complications graves, et mortelles, et le coût pour la collectivité en incluant bien sûr dans la population vaccinée le coût du vaccin. Je pense que les résultats surprendraient beaucoup. D'autant qu'il ne faut pas oublier que la vaccination antigrippale ne protège que d'un type de virus, et que hélas, on ne choisit pas toujours le virus qui vous agresse. Parfois c'est celui pour lequel on n'a pas de protection vaccinale.

Heureusement, même s'il n'existe pas de vaccin pour toutes les maladies infectieuses, nous arrivons par nous-mêmes à nous immuniser contre la plupart des bactéries et virus qui nous entourent. Nous possédons sur la peau et sur nos muqueuses une importante flore bactérienne et virale indispensable. La plupart de ces germes sont peu ou pas pathogènes, et leur présence majoritaire évite que les plus agressifs d'entre eux ne se développent en excès et entraînent un processus pathologique. On comprendra donc tout l'intérêt qu'il y a à protéger cette « faune » et à éviter de la détruire par des mesures d'hygiène trop agressives. On peut alors se poser la question de l'utilité des gels hydro-alcooliques que l'on trouve maintenant partout et dont l'usage excessif et généralisé risque sélectionner les germes les plus résistants dont il nous sera par la suite bien difficile de se débarrasser, et qui risquent provoquer des infections sévères contre lesquelles la plupart de nos antibiotiques seront inactifs.
Je me souviens que plus jeune, j'avais remplacé un médecin dans les Landes qui se contentait de nettoyer ses instruments avec un peu d'alcool, puis il les entassait pêle-mêle sur sa paillasse ou dans des boites. Jeune médecin, je sortais juste de l'hôpital où les mesures d'hygiène et de stérilisation étaient heureusement plus strictes. Je fus donc plus qu'étonné de voir

la manière dont il traitait ce problème. Ce serait bien sûr maintenant impensable, voire même criminel, mais à l'époque le virus du SIDA n'avait pas encore fait son apparition. Lorsque je lui fis remarquer que ses méthodes d'asepsie n'étaient pas très orthodoxes, il me répondit qu'il n'avait jamais eu le moindre incident infectieux suite à des interventions de petite chirurgie ou des injections, et qu'il valait mieux laisser les germes se débrouiller entre eux plutôt que sélectionner les plus virulents avec une stérilisation mal effectuée. Je ne pouvais que le croire sur parole, et l'ayant remplacé à plusieurs reprises je n'ai jamais entendu parler de ce type d'événement indésirable dans sa clientèle.
Il n'avait sans doute pas raison de négliger à ce point les règles d'hygiène, mais je crois qu'il n'avait pas non plus tout à fait tort de favoriser un écosystème microbien peu agressif.

Il faut toujours écouter les malades !

À 93 ans cette dame, lasse de vivre seule, avait décidé d'aller finir sa vie en maison de retraite. Cinq ou six jours plus tard je la reçus en urgence à l'hôpital, adressée par son médecin traitant pour un syndrome douloureux abdominal, des vomissements, et l'apparition d'une masse sous ombilicale suspecte. Les premiers résultats biologiques révélèrent une anémie importante peut-être témoin d'une hémorragie interne. En effet, en poursuivant les investigations, nous découvrîmes que la masse abdominale était une poche liquidienne d'environ 15 cm de diamètre, très vraisemblablement du sang étant donné le contexte.
La suite des examens biologiques confirma cette hypothèse : tous les facteurs de coagulation étaient effondrés. Certes, cette dame était sous anticoagulant, mais nous avions largement dépassé la zone thérapeutique.
Je repris l'interrogatoire de la malade :
- De quand date votre dernier contrôle sanguin ?
- Environ un mois, tout était normal.

- Chez vous, est-ce vous qui prépariez médicaments ou une infirmière ?
- Moi.
- Combien preniez-vous d'anticoagulant ?
- Un demi-comprimé tous les jours, mais depuis que je suis à la maison de retraite ils ne veulent pas que je garde mes médicaments dans ma chambre, ils me les donnent tous les soirs.
- Et alors ?
- J'ai remarqué qu'ils me donnaient un comprimé entier au lieu de la moitié, je le leur ai dit. Ils m'ont répondu qu'ils en parleraient au médecin.
Ils auraient mieux fait d'écouter cette dame qui jusque-là gérait son traitement sans problème. En doublant la dose d'anticoagulant ils avaient failli la tuer !
Mais sans doute ont-ils pensé qu'à 93 ans on avait juste le droit de se taire.
Heureusement nous avons pu rétablir des facteurs de coagulation normaux, et après deux transfusions sanguines dans la nuit, la confier au chirurgien pour évacuer ce volumineux hématome.

Cette dame est passée très près de la mort simplement parce que personne n'a voulu l'écouter, estimant sans doute qu'à son âge on ne pouvait plus dire que des bêtises !

Il faut toujours écouter les malades !

La médecine est-elle une science exacte ?

C'est effectivement la question que l'on peut se poser et être tenté d'y répondre par l'affirmative, tant les spécialistes de toutes sortes nous abreuvent de discours qui ne prêtent pas le flanc à la critique dans les médias écrits ou télévisés, ou encore à la radio, le matin à l'heure du petit déjeuner.
Il faut manger cinq fruits et légumes par jour, il faut éviter de boire trop, il ne faut pas fumer, il faut faire de l'exercice physique, etc., etc. Tous ces beaux discours tout le monde les connaît, (on peut cependant se poser la question de leur réel intérêt, car plutôt que proposer au bambin de ne pas manger trop sucré ou trop salé, on ferait mieux d'interdire purement et simplement la publicité pour les sucreries et autres boissons inutiles, sur les chaînes de télé qui leur sont principalement destinées, et qui n'ont pour effet que d'augmenter le nombre d'obèses chez les enfants).
Les recommandations en matière de santé ne sont cependant pas dénuées d’intérêt, elles sont généralement basées, depuis

une trentaine d'années, sur des niveaux de preuve (Evidence Based Medicine : EBM) qui permettent après analyse des études cliniques effectuées sur une question médicale précise, de tirer des conclusions à trois niveaux : A, B, et C. Le niveau A indique que l'on peut tirer des recommandations générales des études effectuées sur le sujet car la conclusion semble unanime. Le niveau B signifie que le niveau de preuve est intermédiaire, et que l'on ne possède pas encore toutes les données du problème. Et le niveau C correspond à un niveau de preuve insuffisante pour en tirer une quelconque recommandation.

À partir de là on pourrait estimer que toutes les recommandations qui nous sont faites en matière de santé, et qui sont donc issues de celles qui sont notées « A », peuvent avoir force de loi, et doivent être appliquées à la lettre par tout le monde.

Hélas il n'en est rien. Même si vous avez une taille moyenne, un poids moyen et une intelligence moyenne, autrement dit si vous vous ressemblez à l'individu moyen type, pour qui précisément cette norme a été éditée, il n'est pas dit qu'elle vous convienne (ce serait trop simple), car dans vos gènes les plus intimes vous avez peut-être une tare cachée, ou une prédisposition à développer telle ou telle particularité physiologique, qui vous fait sortir de la norme. Donc vous ne pourrez que modérément, voire pas du tout, bénéficier des recommandations que l'on vous destinait a priori. Il faut savoir appliquer les normes, les recommandations, les protocoles de soins, et même la valorisation des symptômes, à l'individu qui est en face de soi lorsque l'on est médecin. Sans doute est-ce pour cela que l'on estime que la médecine n'est pas une science exacte mais un art.

C'est ce que Hippocrate énonçait lorsqu'il affirmait que la médecine n'a pas pour but d'acquérir des connaissances générales sur l'espèce humaine, mais de soigner un homme

particulier, ce qui nécessite l'observation de cet individu et son examen clinique, afin de pouvoir mettre en relation le savoir que l'on possède en la matière, et ce que l'on observe chez le sujet que l'on a pour mission de soigner.
On aura vite compris qu'avec cette interprétation toujours actuelle de la pratique médicale, on ne puisse estimer qu'il s'agit là d'une science exacte, puisque soumise, entre autres, à deux critères d'appréciation variable, l'un venant du malade, par la description subjective des symptômes ressentis, l'autre venant du médecin qui ne verra et n'écoutera son patient qu'au travers d'un filtre, qu'il essaiera d'être le plus neutre possible mais qui reste cependant empreint de beaucoup de subjectivité.
Malgré ces imperfections le résultat est en général assez bon, et je redoute le jour où l'on ne fera plus confiance qu'à des machines pour établir le diagnostic et le traitement. Car l'homme, lui au moins, sait qu'il peut se tromper et en tient compte dans sa décision.
Si la médecine était une science exacte et précise, nous n'hésiterions jamais et nous ne tâtonnerions pas comme nous le faisons souvent devant un diagnostic difficile.
Peut-être qu'un jour avec une goutte de sueur ou de salive, ou quelques millilitres de sang, il nous sera possible d'établir un diagnostic très précis et très différencié, très personnalisé donc, et apporter ainsi un traitement très ciblé pour le trouble qui a entraîné la pathologie.
Mais nous en sommes encore très, très, loin. Plus on progresse dans la connaissance de notre physiologie plus on découvre l'étendue de notre ignorance.

Il en va de même pour la thérapeutique. Les laboratoires essaient de s'entourer d'un maximum de précautions lorsqu'ils lancent un nouveau médicament, mais il arrive pourtant parfois qu'un effet pervers soit découvert au bout d'un an ou deux d'exploitation à grande échelle de ce médicament, ce qui peut entraîner son retrait du marché. On pourrait penser qu'au XXIe siècle on est en mesure de tout connaître et de tout prévoir. C'est parfois ce qu'on veut nous faire croire, mais il s'agit là, plus d'une arrogance scientifique que d'une réelle vérité.

En matière scientifique, et particulièrement en médecine, il est fréquemment affirmé le contraire de ce qui était enseigné quelques dizaines d'années plus tôt, car la vérité scientifique n'existe qu'au moment où elle est émise, ses affirmations n'ont donc rien d'universel.

Il est d'autres thérapeutiques que la thérapeutique allopathique dont on parle moins, car elles n'ont pas derrière elle le formidable arsenal industriel (en matière de recherche et de commercialisation) dont bénéficie l'allopathie.

Cependant ces thérapeutiques, que ce soit l'homéopathie, l'acupuncture, la phytothérapie, ou des thérapeutiques ancestrales, sont autant de manières de soigner, qui n'ont pas à rougir lorsqu'on les compare la thérapeutique dite moderne, même si leur domaine de compétence est plus limité.

À propos de ces thérapeutiques il est bien difficile de parler de sciences exactes car elles sont basées sur l'appréciation subjective du patient par le soignant. Cette appréciation s'appuie bien évidemment sur des critères de jugement qui vont initier la décision thérapeutique.

Mais quels sont ces critères ? Comment les définir de manière suffisamment précise, pour qu'on puisse en tirer des schémas d'application assez rigoureux pour en permettre l'application répétitive ? Notre approche scientifique est encore trop grossière pour espérer une réponse rapide à ces questions, cependant ces thérapeutiques existent, elles sont certes aléatoires, (ce qui ne veut pas dire inefficaces), mais rendent de grands services dans le monde.

On peut considérer qu'il s'agit de médecines au même titre que celles que nous utilisons dans les pays occidentaux, et qu'on ne peut pas non plus les qualifier de sciences exactes. Par opposition, peut-on dire que notre médecine est plus exacte que ces thérapeutiques encore marginales ?
Il est difficile de répondre à cette question. La médecine que nous employons tous les jours en France et plus codifiée que les thérapeutiques citées plus haut, ce n'est pas pour autant qu'elle est plus exacte. Sinon que dire de l'effet placebo. L'effet placebo existe pour tous médicaments, et des expériences intéressantes montrent que même la couleur employée pour les gélules entre dans le champ d'action thérapeutique. Même la chirurgie peut avoir un effet placebo. J'ai lu récemment un article sur des opérations du genou concernant 180 personnes souffrant d'arthrose. Ces personnes ont subi au hasard une chirurgie classique ou une chirurgie dite placebo. La réduction de la douleur a été la même dans les deux groupes de malades. Cette étude ne fait référence qu'au critère douleur, sans mentionner les résultats liés à la mobilité, mais la douleur est cependant le facteur essentiel de l'arthrose du genou.
Tout aussi remarquable est l'effet nocif que peut avoir le placebo. Dans les études concernant l'efficacité de telle ou telle substance menées en double aveugle (substances actives contre placebo) on note des effets secondaires même chez les personnes ayant pris le placebo, ce qui est quand même remarquable ! Un chercheur italien pense que l'anxiété joue un rôle crucial : « la personne inquiète anticiperait l'aggravation des symptômes », cela se traduirait par une baisse du taux de sérotonine dans le cerveau, qui aurait pour effet d'augmenter la sensation de douleur.
Ce n'est bien sûr qu'une explication parmi d'autres, tant ce domaine est encore inexploré et laisse le champ ouvert à toutes les hypothèses.

Ce type d'expérience doit nous rappeler à un peu d'humilité quant aux thérapeutiques que nous prescrivons.

Certes, nous commençons à être un peu moins maladroits dans nos recherches, nous commençons à mieux envisager le fonctionnement du vivant, mais nous devons rester très modestes.
À une époque, nous avons cru qu'avec les greffes nous pourrions facilement changer les organes de l'homme. Certes un rein ressemble à un autre rein, un coeur un autre coeur, certes leur fonctionnement est à peu près identique, mais voilà, ils sont uniques et difficilement interchangeables.
La plupart des greffes ne sont des succès que parce qu'elles apportent une survie au sujet qui était par ailleurs condamné.
De même pour les clonages, on pouvait croire il y a quelques années que la science toute-puissante allait pouvoir reconstituer un individu entier à partir des gènes du noyau d'une cellule quelconque de son organisme.
L'expérience s'est révélée possible. Mais, surprise : le nouvel être ainsi formé était certes un nouveau-né, mais il avait déjà l'âge de l'individu sur lequel on avait prélevé le noyau. Au fil des ans les morceaux d'ADN qui constituent nos gènes s'usent, et le nouvel individu ainsi créé, possède dès le départ des gènes déjà usés et donc, grossièrement, l'âge du donneur.
Tout n'est donc pas aussi simple qu'on pouvait l'imaginer à l'annonce du premier clonage.
Ce n'est qu'à force de tâtonnements que nous pouvons arriver à définir ce qui nous semble être, à un moment donné, une règle, en attendant que de nouvelles données ne viennent la contredire.

Ce n'est donc pas demain que la machine viendra remplacer le praticien. En attendant, espérons qu'il restera conscient de ses lacunes, et qu'il gardera dans ses décisions suffisamment « jugeote » pour estimer ce que les marins appellent « le pied de pilote », c'est-à-dire la marge d'erreur inhérente à tout calcul.

Médecine de service et médecine d'écoute

Deux à quatre heures d'attente, c'est en général ce qu'il faut compter pour obtenir une consultation dans le service des urgences d'un hôpital de moyenne importance en France. Bien sûr les cas les plus graves sont traités en priorité et n'attendent que les « urgences » pouvant attendre, c'est-à-dire toutes les pathologies pour lesquelles le pronostic vital du malade n'est pas en jeu, mais qui requièrent cependant une consultation dans un délai assez bref (otite aiguë par exemple).
Pendant longtemps les médecins se sont opposés à cette définition, ne voulant retenir sous le terme d'urgence que celle qui était vitale. Cependant la population se rend en masse dans les services d'urgence des hôpitaux publics ou privés, afin d'y trouver une solution à des problèmes de santé ponctuels, et avec la garantie de pouvoir bénéficier d'examens complémentaires si nécessaires. De plus, ces services pratiquent le tiers payant, le malade n'a donc pas un centime à

débourser pour y accéder, ce qui ne peut que favoriser l'accès à ces services.
Mais, cette pseudo gratuité, contrairement à ce que l'on pourrait penser, n'est pas le critère le plus important dans le choix de ce mode de soins.
Lors d'un sondage que nous avions réalisé en 2006 sur 150 malades d'un centre d'urgence privé, donc payant, ce critère n'arrivait qu'en dernière position dans les motifs de choix de venue au centre.
Certains médecins ont freiné des quatre fers pour éviter cette évolution considérant qu'il n'y avait pas d'urgence mais uniquement des gens pressés. Cependant, les faits sont là, tous les services d'urgence de France et de Navarre sont très largement débordés, non par des urgences vitales ou qui requièrent un savoir-faire hospitalier (traumatologie, petite chirurgie...) mais par des affections ponctuelles qui nécessitent aux yeux des malades un avis et un traitement immédiat. Pathologies pour lesquelles le public n'accepte plus de devoir attendre jusqu'au lendemain pour prendre rendez-vous chez son médecin. Il arrive même que certains malades en aient déjà vu un dans la journée, mais ayant un doute sur le diagnostic, préfèrent un deuxième avis et viennent consulter le soir aux urgences.
Comment en serait-il autrement lorsque qu'on peut se faire rapatrier de vacances à l'étranger pour une simple entorse, ou se faire envoyer un dépanneur et une voiture de remplacement si la sienne ne démarre pas !
Nous vivons dans un pays riche ou l'assistance dans tous les domaines est devenue la norme (les soutiens psychologiques fleurissent au moindre accident de parcours) et constitue même souvent un argument marketing.

Mais tout cela à un coût !

Aller consulter au service des urgences pour un banal état grippal avec une fièvre un peu élevée qui aura inquiété le malade, oblige le médecin hospitalier à un minimum d'examens complémentaires : au moins une numération formule sanguine et une radio pulmonaire avant de pouvoir renvoyer le patient chez lui sans prendre le risque d'une erreur diagnostic, car il est tenu à une obligation de moyens, il doit utiliser toutes les investigations nécessaires pour affirmer son diagnostic et ne pas s'en tenir uniquement à son intuition.

À l'inverse, le même patient en ville, aurait bénéficié d'un diagnostic basé sur l'intuition et l'expérience du médecin qui n'aurait effectué des examens complémentaires que dans un deuxième temps (si l'état du malade n'évoluait pas comme prévu), car dans son cabinet il n'avait pas la possibilité d'effectuer ces examens aussi facilement qu'à l'hôpital.

Pour ce type de pathologies le coût est donc très différent selon que le malade est traité à l'hôpital ou en ville.

C'est essentiellement cet argument qui à suscité chez les responsables du système de santé le désir de voir se mettre en place des « maisons médicales », qui dans leur esprit pourraient drainer vers elle une partie de cette clientèle, et éviter ainsi l'encombrement des services hospitaliers. Cependant le concept est mal finalisé et ressemble trop à un cabinet de groupe (certes ouvert 12 heures par jour), pour que le public accepte de s'y diriger spontanément lorsqu'il ressent ce qui lui semble être une urgence. Dans ces circonstances le malade à besoin d'une référence et d'une norme.

Les centres susceptibles de pouvoir recevoir des malades en urgence doivent répondre à un cahier des charges précis. *SOS-Médecins* doit son succès en grande partie à l'image valorisante qu'il a su donner de lui-même : disponibilité et compétence. Il faudra dans l'avenir faire de même pour les centres capables de traiter en ville les pathologies qui ne

requièrent pas une infrastructure hospitalière, mais qui nécessitent néanmoins une prise en charge rapide.
Pourquoi ne pas envisager un label national, basé sur un cahier des charges définissant les structures nécessaires à ce type de centre ainsi que leurs modalités d'accueil, et envisager que le corps médical accepte que les médecins qui y travaillent ne soient pas forcément uniquement des médecins généralistes, mais qu'ils puissent également être des urgentistes à temps complet. C'est un des points les plus difficiles à résoudre car les médecins généralistes d'un certain âge voit d'un mauvais œil ce secteur (qu'ils avaient déjà délaissé pour la plupart d'entre eux) être livré à des médecins urgentistes, et les jeunes généralistes y voient parfois une concurrence… mais ce sont les premiers à refuser tout effort en matière de disponibilité ou de garde !
Cependant cette médecine de service sera amenée à se développer et entraînera au sein du paysage médical la même transformation que l'apparition des fast-foods et des sandwicheries a entraîné dans celui de la restauration, (nous n'envisageons ici, bien sûr que la notion de service et non la notion de qualité).

Tout ce qui ne ressort pas de cette médecine de servicc ou de dépannage, relève de la médecine d'écoute et de synthèse. C'est à ce niveau que se situe le médecin généraliste et confident du malade, ce trait d'union indispensable entre la fragilité et la singularité de l'humain et les normes ou règles du savoir médical.
À lui de savoir faire la part de ce qui, dans la pathologie du malade correspond à un ensemble bien normalisé, et de ce qui est propre à l'individu et qui va forcément en modifier la symptomatologie.
À lui de savoir trouver les meilleurs spécialistes, d'adapter le meilleur traitement à l'individu qui est en face de lui, de faire

le lien entre les différentes pathologies, de trouver un compromis entre l'efficacité, les effets secondaires, et une bonne observation du traitement, enfin prendre toutes les mesures pour que, malgré sa pathologie, le malade aille le mieux possible, ce qui nécessité une écoute et même une certaine complicité entre les deux personnages.
Ces deux médecines sont parfaitement complémentaires. Autrefois, c'est le médecin généraliste qui effectuait toutes ces tâches. Il faisait même les accouchements. Mais les données de la science étaient différentes, les malades moins exigeants, les médecins ne comptaient pas leurs heures de travail, toutes conditions qui n'existent plus maintenant.
Les temps ont changé la pratique médicale évolue et doit s'adapter aux nouvelles mœurs de notre société.

Dans les années à venir il y aura vraisemblablement, en parallèle avec la médecine d'écoute et de synthèse, revalorisée j'espère, une médecine de service et d'urgence destinée à pallier au plus pressé et aux petits bobos.

Médecine publique, médecine privée

En France, que ce soit en ville ou en milieu rural les soins sont assurés à 99 % par des médecins privés, mais il n'est pas exclu que dans l'avenir l'État ne soit amené à prendre en charge certains secteurs géographiques déficitaires en médecins pour y créer des centres de santé.
Le milieu hospitalier par contre, se divise en deux grands secteurs assez équilibrés, l'un public, l'autre privé. On peut affirmer que la qualité des soins y est identique seules les pathologies traitées diffèrent. Le secteur privé traite bien évidemment ce qui est rentable sans cela il serait obligé de fermer, le secteur public traite toute pathologie y compris celles de rentabilité médiocre et participe, plus que le privé, à l'enseignement, à la recherche, et à la permanence des soins.
Le système est conçu de telle sorte que les médecins sont en général obligés de faire un choix en début de carrière, public ou privé, et ne peuvent que rarement ou difficilement passer d'un secteur à l'autre. Il ne serait pourtant pas stupide de penser qu'au cours de sa carrière le médecin puisse faire cinq

ans dans un établissement privé, puis cinq ans dans un établissement public, puis revenir dans le privé s'il le désire, ou rester dans le public si le travail est plus attrayant. Les médecins devraient ainsi être recrutés par contrat de quelques années renouvelables si besoin, et non comme des fonctionnaires titulaires de leur poste à vie, dont la grille tarifaire est calculée sur l'ancienneté.
J'ai eu la chance de pouvoir exercer dans les deux secteurs. Je n'ai pas noté de différences notables entre les médecins du privé et ceux du public. Il y en a de très performants et des incompétents dans les deux secteurs, comme il y en a qui ne cherchent qu'à tirer profit et à bénéficier des avantages du système d'un côté comme de l'autre. On peut donc considérer que les hommes sont les mêmes et les compétences identiques. Alors pourquoi ne pas créer de passerelles entre ce qui demeure encore deux mondes différents. Cela obligerait bien sûr à unifier le système de protection sociale, de retraite, de congés, etc. Je ne pense cependant pas que ce soit sur le plan technique que l'on achoppe, mais plutôt pour l'instant, tout au moins encore, sur le plan de l'idéologie.
On a hélas souvent tendance à oublier l'intérêt du malade, qui depuis quelques années est devenu accessoire, par rapport à des impératifs de rentabilité.

Depuis quelque temps déjà on observe une dérive sur la notion même de médecine.
Qu'est-ce que la médecine ? Pour qui est-elle faite ? Pour les médecins ? Pour les malades ?
Il est légitime de penser que la médecine est d'abord faite pour les malades, mais il n'est pas stupide de penser également que les médecins y trouvaient leur compte. On peut donc dire que jusqu'à présent, ou plutôt jusqu'à il y a quelques années, médecins et malades se satisfaisaient d'un

système que l'on appelait la médecine, chacun y ayant ses intérêts, ses avantages et ses inconvénients.
Malheureusement, un troisième larron participe maintenant aux discussions, et intervient même au niveau éthique : *la rentabilité.*
Invitée au début avec voix consultative, elle s'est vite imposée et domine maintenant le débat.
On peut l'admettre lorsqu'il s'agit d'éviter des dépenses inutiles tout en préservant les mêmes avantages pour la population soignée, mais on peut difficilement l’admettre lorsqu'on veut gérer la souffrance humaine comme on gérerait une fabrique de pneus ou de composants électroniques.
On peut bien sûr comprendre qu'il faille éviter les dysfonctionnements générateurs de dépenses, cependant l'expérience permet de penser que ces dysfonctionnements sont marginaux, et que même s'il faut veiller à les éviter, ce n'est pas leur suppression qui effacera le déficit de la sécurité sociale.
La santé, donc la médecine, est devenu le terrain d'enjeux économiques considérables que ce soit en matière d'investissements lourds (imagerie médicale, médecine nucléaire, etc.) de consommables (on ne réutilise rien, on jette tout), ou de production médicamenteuse. L’industrie pharmaceutique, filiale des grands groupes petro chimiques, représente une puissance économique et donc décisionnelle énorme, et faute d’avoir découvert des médicaments révolutionnaires au cours de ces dernières décennies, elle cherche à imposer des pratiques thérapeutiques soit disant innovantes et indispensables, mais surtout hautement rémunératrices. Cependant, ces pratiques soi-disant incontournables se démodent au bout de quelques années et la population n’en meurt pas pour autant !

Dans le milieu hospitalier, cette différence entre médecine publique et médecine privée risque diminuer encore plus dans les années à venir, par la mise en place de partenariats public-privé qui permettront à l'État de se désengager financièrement, en autorisant le privé à investir dans la gestion ou l'immobilier d'établissements jusque-là uniquement gérés par le public.
Les dirigeants mettent donc en place des schémas d'organisation destinée à harmoniser le fonctionnement de la médecine publique et de la médecine privée comme le prévoit la loi de modernisation des hôpitaux de 2007.
Cependant il faut garder à l'esprit que si les investisseurs privés s'intéressent à un établissement de soins, c'est bien évidemment pour en tirer profit, et l'on peut craindre que, in fine, les intérêts financiers l'emportent sur les intérêts des malades.
La presse a relaté récemment (septembre 2010) l'histoire d'un petit établissement, ou un grand groupe industriel s'était associé à l'hôpital public pour la construction et la gestion de certains services. À la suite d'un désaccord concernant le loyer des installations, le service des urgences a dû fermer pendant plusieurs mois ! Peu importe la nuisance ainsi créée pour la population, l'intérêt financier passait avant l'intérêt général.
Ces partenariats public-privé peuvent permettre une amélioration et une modernisation des établissements de santé, mais si l'on ne prend pas rapidement des mesures d'encadrement très strictes de ces nouveaux contrats, la notion de service public risque disparaître et être remplacé par celle de rentabilité.

En ce qui concerne la médecine ambulatoire, il sera peut-être nécessaire de légiférer afin de permettre à tout citoyen

français de trouver la même couverture médicale dans tous les points du territoire, et l'autorité sanitaire devra éviter que des intérêts corporatistes nuisent à une mise en place équitable et harmonieuse de l'offre de soins.
Cependant, on peut craindre qu'à partir du moment où les pouvoirs publics n'auront en face d'eux qu'un assemblage disparate d'individualités, ils ne cherchent davantage à en effectuer la mise sous tutelle plutôt que favoriser une réelle harmonisation des moyens existants (contrairement à ce qui se passe lorsqu'ils négocient avec un puissant groupe industriel capable de dicter ses propres règles).
Car une fois encore, on peut redouter que les instances dirigeantes, directeur de ceci ou de cela et autres experts, viennent mettre en place ce qu'ils auront décidé dans des bureaux parisiens, loin de toute réalité du terrain, estimant sans doute que le vulgum pecus qui a en charge d'entretenir tous les jours la santé ses concitoyens, n'est pas capable de mettre en place la moindre organisation sérieuse.
Qu'en sera-t-il ? Il est encore trop tôt pour le dire.

Dans une récente étude (rapport *Liebmann*) les différents experts réunis pour essayer de définir un nouveau modèle de médecine libérale, notent le désenchantement des jeunes médecins pour ce mode de pratique et proposent des pistes sans doute intéressantes, mais peu innovantes et peut être déjà dépassées.
L'exercice libéral, tout au moins en ce qui concerne la médecine générale, a tellement été bridé ces dernières années, entre autres par les instances professionnelles, que tout projet qui sortait trop du cadre traditionnel, a la plupart du temps avorté.
Il ne faut pas s'étonner si au 1er janvier 2009 (dixit le rapport) seuls 9 % des nouveaux médecins inscrits à l'Ordre avaient choisi un mode d'exercice libéral exclusif contre 66 % le

statut de salarié, et 25 % des nouveaux inscrits ne désiraient pas s'installer, et préféraient opter pour le statut de remplaçant (parmi lesquels 85,4 % de généralistes).
Ces chiffres parlent d'eux-mêmes, il faut vraiment avoir envie de faire la médecine générale pour choisir ce mode de pratique car jusqu'à présent, tout a été fait pour que le seul objectif qui reste au médecin généraliste soit : « bosse et tais-toi ».
Demain cela risque être pire : il ne suffira plus de « bosser » et de se taire, il faudra en plus que le médecin libéral obéisse. Qu'il obéisse à des impératifs de santé publique, en participant à des actions de prévention par exemple, et à des impératifs financiers que définiront des experts chargés d'étudier le coût des différentes pathologies, et dont il ne faudra pas déroger sous peine de sanctions.
Encore une fois le schéma employé sera celui qui consiste à centraliser les informations, en tirer des conclusions, puis demander aux acteurs de terrain d'appliquer les directives émises par cet organisme centralisateur, sans prendre en compte les réflexions des acteurs de terrain.
C'est hélas, l'hypothèse la plus probable, car les choses se sont toujours passées de cette façon dans le domaine de la santé. Ainsi les technocrates pourront progressivement s'approprier un domaine qui leur échappe encore, le mettre sous forme d'équations, de modèles informatisés, pour le plus grand bénéfice du malade et de la collectivité, bien sûr !
On a vu ce que peut donner cette prise de décision établie sur des conclusions d'experts à la compétence partiale, lors de la dernière épidémie de grippe, qui fut un des plus marquants fiascos de ces dernières années en matière de santé publique. Il est des ministres de la santé qui ont été débarqués pour moins que cela !

Il serait pourtant facile d'agir autrement, d'éviter cette centralisation abusive pour tout est pour rien, qui va tuer ce qui était l'essence même de la médecine : le dialogue singulier entre le malade et le médecin, entre l'homme qui souffre et celui qui peut lui apporter une solution.
Comment pourra-t-on encore perpétrer cette relation lorsque le médecin risquera être sanctionné s'il n'applique pas le protocole prévu ?

C'est faire injure aux médecins de vouloir les entraîner sur des chemins balisés, sans leur permettre de choisir eux-mêmes les voies qui leur semblent les plus appropriés au malade qu'ils ont en face d'eux. Cette manière de faire est d'autant plus redoutable qu'elle favorise la facilité (appliquer des normes), l'absence de tout esprit critique, et de toute recherche personnelle.
De plus, ce raisonnement tend à faire croire, que le médecin de base n'est pas suffisamment compétent pour gérer à lui seul tous les paramètres de ses patients et qu'il est nécessaire de l'encadrer.

Si l'on encadre trop la médecine dite officielle, et si l'on muselle trop les médecins, il est prévisible que nous verrons se multiplier des médecines dites alternatives, qui sauront mieux que la médecine officielle prendre en charge la globalité du patient, mais qui hélas, ne seront vraisemblablement soumises à aucun contrôle de compétence et risquent donc s'avérer à terme, dangereuse pour les malades.

Le secret médical

Le secret médical existe encore, et heureusement. J'ai peur cependant qu'il soit aussi fragile qu'une espèce en voie de disparition. On reproche parfois aux médecins de se retrancher facilement derrière celui-ci. Le médecin ne se retranche pas derrière lui, il oppose la notion de secret à une question indiscrète qui aurait dû être posée au malade et non pas à lui-même. Le médecin ne fait que partager un secret avec son malade, et ne peut en aucun cas se substituer à lui en le divulguant. Ce serait non seulement une faute mais aussi un délit. Ce secret devient de plus en plus difficile à préserver, non seulement pour les vedettes du showbiz ou de la politique, mais également pour le commun des mortels dès lors qu'il entreprend certaines démarches administratives comme par exemple demander un prêt bancaire.
Il est logique que l'assureur s'enquière de l'état de santé de son client avant de signer un contrat, mais n'est-ce pas cependant une atteinte à la liberté individuelle, que de devoir

exposer au grand jour ses différentes maladies, opérations, et toutes ses tares congénitales.
Que dirait-on, si avant de souscrire une assurance automobile, la compagnie ou la mutuelle à laquelle on s'adresse, demandait un rapport détaillé sur l'état technique du véhicule à assurer. Sans doute que les unions de consommateurs crieraient au scandale arguant le fait que les compagnies d'assurances ont des statistiques qui leur permettent d'apprécier le risque, et peuvent donc fixer leurs tarifs en conséquence, sans avoir pour autant à entrer dans les détails techniques qui vous concernent.
Cependant en matière de santé cela semble naturel ! En bonne logique ce devrait être exactement l'inverse.

Le médecin est donc le codétenteur d'un secret partagé avec le malade, ce qui peut le mettre parfois dans des situations difficiles.
Bien sûr vis-à-vis de la justice, des autorités ou des tiers étrangers au malade, il peut facilement se retrancher derrière le secret et couper court à toute discussion. Cette situation est plus inconfortable quand il s'agit de proches du malade qui viennent, à juste titre souvent, demander au médecin des renseignements sur l'état de santé de leur parent ou ami. Ces demandes sont la plupart du temps légitimes, et l'on peut parfois trouver un biais satisfaisant, surtout si le malade n'a plus toutes ses capacités de jugement, sinon on ne peut que lui conseiller de faire part à ses proches de son état de santé, mais ce n'est pas toujours simple.
Prenons le cas d'un couple dont l'un des deux contracte une maladie grave et contagieuse, telle que le sida par exemple, qui est susceptible de mettre la vie de son partenaire en danger. Le médecin, lorsqu'il apprend cette situation ne peut trahir le secret médical et révéler au conjoint la maladie dont

est atteint son partenaire. C'est le malade, et lui seul, qui doit apprendre sa maladie à son conjoint.
Le médecin n'est délivré du secret que si son exercice lui révèle des maltraitances sur des enfants ou des sujets affaiblis et vulnérables.
Ce secret est donc théoriquement bien protégé par la loi, et par le code de déontologie médicale, de plus pour avoir accès au dossier médical d'un malade il faut venir cambrioler le cabinet du médecin qui le détient. Ce qui n'est pas très facile à réaliser.
Cependant tout cela risque changer avec l'apparition du dossier médical informatisé qu'on nous annonce tous les ans, depuis quelques années, pour très prochainement. Quoi qu'on en dise sur ses possibilités d'accès, il portera un coup fatal au secret qui protégeait jusque-là le malade. Et ce, hélas toujours pour les mêmes raisons : le désir pathologique de centraliser toutes les données, y compris nos coordonnées les plus intimes, soi-disant pour le bien-être de l'individu, mais en réalité pour tenter d'économiser quelques euros.
Ce dossier médical informatisé permettra nous dit-on, d'éviter les examens répétitifs inutiles, et en cas d'urgence donnera des renseignements très utiles sur notre état de santé. Il s'agit de fausses bonnes raisons :
- En ce qui concerne les examens répétitifs il est bien évident que passer un scanner de l'abdomen deux fois par semaine à la recherche des causes d'une vague douleur, peut sembler abusif, mais il faut savoir que tout examen complémentaire n'est qu'une photographie à un moment donné de l'état du patient, et que si cet état se modifie il faudra refaire des examens, tant sur le plan biologique que sur le plan de l'imagerie. On peut donc supposer à juste titre que les économies réalisées dans ce domaine seront insignifiantes. Bien sûr chacun de nous connaît quelqu'un qui abuse des examens. Mais ce fichage ne changera rien, car dès à présent

la sécurité sociale est au courant de ces abus par le biais des remboursements et peut parfaitement les sanctionner si elle le désire.
- En ce qui concerne les données que pourrait comporter cette carte, susceptibles de vous sauver la vie en cas d'urgence si vous êtes inconscient, les seules qui soient réellement utiles, ce sont celles qui permettent de savoir ce à quoi vous êtes allergique, afin que le médecin qui vous recevra dans ces conditions évite d'employer certains produits qui pourraient vous être nocifs. Pour tous les autres renseignements il n'y a aucune raison médicale pour qu'ils soient inscrits sur votre carte.
Si nous sommes tous un jour dotés de ce type de carte, il est à prévoir que les sociétés de crédits et autres assurances seront très tentées de s'approprier (illégalement bien sûr) toutes les données de ces dossiers théoriquement réservés aux soignants (qui eux sont tenus au secret).
Jusqu'à ce jour seul le cambriolage du cabinet de votre médecin ou l'ordonnance d'un juge exigeant une saisie, peut permettre d'avoir accès à votre dossier médical. Et si d'aventure votre médecin se révèle trop bavard vous pouvez porter plainte contre lui.
Aujourd'hui les détenteurs du secret peuvent encore être clairement identifiés. Qu'en sera-t-il lorsque votre dossier aura été enregistré dans un vaste fichier central ?
Bien sûr, on nous dit que l'accès sera sécurisé et uniquement réservé aux professionnels de santé, mais lorsqu'on voit la facilité avec laquelle des gamins arrivent à pirater des dossiers réputés inviolables, on ne peut être que pessimiste quant au respect du secret médical.

Alors un conseil pour conclure ce chapitre : lorsque vous serez en possession de votre dossier médical informatisé qui se présentera vraisemblablement sous la forme d'une carte de crédit, refusez qu'on y inscrive les pathologies que vous avez eu à subir, ne mentionnez que les allergies si vous en êtes victimes, ou certains traitements très spécifiques comme les anticoagulants, afin que le médecin qui vous recevra après un accident, puisse en avoir connaissance, si vous êtes inconscient.

Pour tous les autres renseignements il n'y a aucune urgence, et si vous êtes conscient vous pourrez parfaitement lui raconter vous-même les différents épisodes pathologiques de votre vie, et vous éviterez ainsi d'être fiché une fois de plus.

Une journée ordinaire

Je venais juste de mettre mon assiette dans le four à micro-ondes lorsque la porte s'ouvrit.
- On sort me dit le conducteur du SMUR (véhicule d'intervention du SAMU)
- Sur quoi ?
- Un arrêt cardio-respiratoire.
Je sortis l'assiette du four et la remis dans le réfrigérateur. C'était le deuxième arrêt cardio-respiratoire de la journée. Pour le premier, nous étions arrivés trop tard, le malade était mort depuis déjà plusieurs minutes, et en raison de son âge avancé nous n'aurions sans doute pas pu faire grand-chose même en arrivant plus tôt.
- C'est loin ? Demandai-je en m'asseyant dans le véhicule.
- Environ 20 kilomètres.
Lorsque nous arrivâmes sur les lieux, les pompiers étaient déjà là, ils avaient commencé un massage cardiaque, et mis en place les électrodes de leur défibrillateur. Le malade, un homme d'une cinquantaine d'années avait été trouvé

inconscient sur le chantier de sa maison en construction, par des voisins qui avaient averti le centre 15.
L'homme ne respirait pas spontanément et les contractions cardiaques étaient très aléatoires. L'examen des pupilles révélait une mydriase, signe que le cerveau souffrait. Les injections d'adrénaline et l'oxygénation au masque permirent d'améliorer son état. Le sujet ne reprenait cependant pas connaissance ni une respiration spontanée. Je décidai de l'intuber et nous dûmes effectuer à trois reprises des chocs électriques avant d'obtenir une situation hémodynamique à peu près stable permettant son transport.
Il fut transféré en réanimation après son arrivée à l'hôpital, où malheureusement il décéda deux jours plus tard, victime d'un très important infarctus du myocarde.
J'étais sur le point de faire réchauffer une fois de plus mon repas, lorsque le téléphone sonna à nouveau. Départ pour un lieu-dit à une quinzaine de kilomètres de l'hôpital, où un homme venait d'être victime d'une brûlure importante, sans plus de précisions.
En effet la brûlure était importante : environ 40 % de la surface corporelle était brûlée au deuxième degré. La victime avait bien évidemment fait ce qu'il ne faut jamais faire : ranimer un feu avec de l'essence ! Heureusement l'homme avait été immédiatement se jeter dans sa piscine, ce qui avait atténué la gravité des brûlures.
Après l’avoir hydraté et lui avoir calmé ses douleurs, j’appelais le centre de régulation départementale du SAMU afin de les prévenir qu'il fallait hospitaliser ce patient directement dans le service des grands brûlés, sans repasser par l'hôpital local.
- D'accord, je t'envoie l'hélico.
Le choix de l'hélico était plus judicieux que celui d'une ambulance car il fallait envisager au minimum deux heures de route avant de rallier le CHU du département voisin.

J'ai évoqué cette journée ordinaire du service des urgences d'un petit hôpital pour illustrer quelques réflexions :

- Petit hôpital mais grosses pathologies. La gravité des interventions n'est pas fonction de l'importance de l'hôpital, bien évidemment. Encore un argument en faveur du maintien des petites structures décentralisées bien adaptées aux réalités locales pour apporter rapidement les premiers secours permettant ainsi un gain évident en matière de survie.
- Le dossier médical informatisé dont chacun de nous devrait « bénéficier » dans les mois ou années à venir n'aurait été d'aucune utilité dans les exemples relatés plus haut. Les seuls renseignements qui m'auraient éventuellement été utiles, eurent été de connaître les allergies médicamenteuses de ces malades et les traitements spécifiques auxquels ils pouvaient être soumis (anticoagulant, diabète, anti arythmique). Pour cela, nul besoin de posséder un dossier informatisé, une simple carte dans son portefeuille suffit à nous informer, si le sujet est inconscient.
- Le coût de ces interventions fut très élevé et représente certainement plusieurs mois, voire années, de traitement avec les petits médicaments que la sécurité sociale se refuse maintenant à rembourser sous prétexte d'économie.

Dans un pays pauvre ou sous-développé les malades cités plus haut n'auraient pas eu les mêmes chances.
Certes il en est un qui est mort deux jours après, et des esprits malveillants pourraient estimer que sa réanimation fut une dépense inutile, mais nous ne pouvions pas savoir au départ que le pronostic était si sombre, et d'autres patients « récupérés » dans les mêmes conditions s'en sont fort bien sortis par la suite.

La santé reflète le choix de la société dans laquelle on veut vivre, et a un coût. Il faut savoir intégrer ce coût dans le système économique global et ne pas voir que la dépense qu'il génère.

Aliments et médicaments

Il faut manger cinq fruits et légumes par jour, éviter les aliments trop gras, trop salés ou trop sucrés. Facile à dire, moins facile à réaliser, car les fruits et légumes sont devenus très onéreux et sont de moins en moins accessibles aux petits budgets. Si l'on avait vraiment voulu lutter contre la malbouffe, il eût été plus simple d'interdire la publicité pour tous ces aliments industriels comme on le fit pour l'alcool, car même s'ils ne sont pas nocifs en tant que tels, ils déséquilibrent le régime alimentaire de la plupart de nos concitoyens par un apport excédentaire en glucides et en lipides.
Rien d'étonnant alors, si en France, on compte un obèse pour six habitants, et un adulte sur deux en surpoids. Les enfants ne sont pas épargnés, un sur cinq présente une surcharge pondérale, qui malheureusement ne fera, très certainement, que s'aggraver en prenant de l'âge.
L'obésité est pourtant un fléau reconnu par les plus grandes instances mondiales (O.M.S.) et européennes, qui s'accordent

pour reconnaître qu'une mauvaise alimentation et le manque d'activité physique, sont les premières causes de maladie et de décès prématurés, ajoutant même que cette épidémie d'obésité pourra mettre en péril le système de protection sociale des états par les dépenses qu'elle va générer.
Quels que soient les risques et les dangers encourus, les industriels ont hélas, tout intérêt à voir se développer cette épidémie d'obésité, pour les profits immédiats qu'ils retirent de la vente de la « malbouffe », et pour les profits secondaires qu'ils pourront tirer du traitement des pathologies induites.
Si l'on n'observe pas rapidement, une réelle volonté politique pour lutter contre ce phénomène, le combat que mènent les associations de luttes contre l'obésité face aux lobbies agroalimentaires, sera celui du pot de terre contre le pot de fer.

Mais alors que manger pour manger plus sain ? Certains aliments nous protègent-ils réellement de la maladie ?
Plusieurs études ces dernières années, ont tenté de répondre à cette question sans y parvenir de manière formelle. Il ne semble pas qu'il y ait de recette miracle, et les ouvrages sur la nutrition alimentent régulièrement les chroniques santé de la presse grand public.
La plupart des observateurs s'accordent cependant pour dire que les aliments riches en vitamine B9 comme les épinards ou les avocats, ou en vitamine C, comme les agrumes ou le kiwi, ont des effets bénéfiques. D'autres riches en lycopènes comme la tomate le melon ou le pamplemousse, et en sélénium que l'on trouve dans le foie ou dans les crustacés, semblent avoir un effet protecteur sur la survenue du cancer de la prostate. Ceux qui contiennent beaucoup de caroténoïdes limiteraient les risques de cancer du poumon.

Il faut également citer les antioxydants tels que les polyphénols qui freineraient les processus dégénératifs, en empêchant la formation de radicaux libres agressifs pour les cellules d'un organisme. Ces polyphénols se trouvent en grande quantité dans le thé vert, le café et aussi… le vin rouge, car ils proviennent de la macération des pépins et de la peau des grains dans le jus de raisin.
Malheureusement, le vin rouge contient également de l'alcool, qui n'est pas très bon pour la santé. Il semble bien difficile de ne boire que les polyphénols et laisser l'alcool au fond du verre ! Alors sachez en user avec modération comme on dit, même si vous voulez soutenir la viticulture locale.

Le choix d'une alimentation saine, équilibrée, et surtout facile à préparer, car sinon ses beaux discours n'auront aucune conséquence pratique, est bien difficile à effectuer.
Quelques règles simples cependant :
Éviter autant que faire se peut, les aliments d'origine industrielle. Si vous en avez la possibilité, allez sur les marchés faire vos provisions, les denrées qu'on y trouve sont généralement plus « fraîches » que celle que propose la grande distribution, car le circuit producteurs-consommateurs est plus court.
Éviter, bien sûr, les aliments trop gras, trop sucrés, ou trop salés, et surtout préférez toujours les fruits et légumes de saison car ils répondent peut-être à des besoins spécifiques exprimés par votre organisme à cette période-là.

Les médicaments, sous forme de gélules, de suppositoires, de sirop, ou de substances injectables tout le monde les connaît, car on en possède un certain nombre dans sa pharmacie, (sans pour autant toujours se souvenir de leur usage exact).
Mais qu'est-ce qu'un médicament ?

Sa définition n'est pas évidente.
À partir de quel moment une substance devient-elle un médicament, alors que jusque-là on pouvait la considérer comme un simple aliment ?
Et inversement.
Ces dernières années certaines substances considérées jusque-là comme des médicaments ont changé de statut pour devenir ce que certains ont appelé des « alicaments ». C'est-à-dire des produits dont la consommation s'apparente à celle des aliments mais pouvant entraîner un effet thérapeutique bénéfique, sans que l'on ait pu noter d'effets toxiques notoires (pour des doses normales).
Ce changement de classification satisfait bien sûr les producteurs, qui échappent ainsi à une réglementation très contraignante ne serait-ce qu'en matière de publicité et de prix de vente.
Ces produits, qui ne sont pas vraiment des médicaments, sont parfois confondus avec ceux bien réels qui ne sont plus remboursés, sous prétexte qu'ils n'ont pas fait la preuve de leur efficacité. Pour un médicament faire la preuve de son efficacité suppose des études extrêmement onéreuses, que beaucoup de laboratoires ont renoncé à effectuer, misant sur la renommée du produit pour continuer à être prescrit, et pour profiter de ce changement de statut qui leur permet d'en fixer librement le prix de vente.
Ce sont cependant des médicaments à part entière, car leur usage nécessite au préalable une information, sous forme de prescription médicale ou de conseil pharmaceutique, afin d'éviter des contre-indications ou des effets secondaires désagréables.

Au cours des dernières années nous n'avons pas assisté à de grandes révolutions thérapeutiques. Les techniques se sont affinées, la galénique a fait des progrès en permettant des

prises uniques journalières ou une meilleure absorption de la substance active, mais rien de révolutionnaire comme le fut par exemple l'avènement des antibiotiques.
Pourtant certaines classes thérapeutiques semblaient prometteuses, mais leur usage à grande échelle, deux ou trois ans après la première commercialisation, a permis de révéler des effets secondaires méconnus, souvent graves, que les études effectuées avant la mise sur le marché n'avaient pu montrer, entraînant ainsi leur retrait de la pharmacopée.
Très récemment (automne 2010) un médicament que l'on nous avait annoncé quelques années auparavant comme très novateur, voire révolutionnaire, dans le traitement du diabète non insulino-dépendant, a vu son autorisation de mise sur le marché suspendue en raison de l'augmentation du risque cardio-vasculaire (infarctus du myocarde ou accident vasculaire cérébral) observée chez les patients traités par ce produit.
Ce n'est pas un cas unique. On observe tous les ans le retrait du marché de médicaments contenant une substance dont des effets secondaires graves ne se manifestent qu'après un usage massif par plusieurs millions de patients, et inversement, on découvre parfois de nouvelles vertus à des médicaments très connus et très utilisés comme l'aspirine. Une étude parue dans le célèbre « Lancet » (revue médicale internationalement reconnue) du 7 décembre 2010 confirme son effet protecteur dans la survenue de certains cancers. Propriété que nous ignorions jusque-là.
La pharmacovigilance joue un rôle très important tant au niveau national qu'au niveau mondial. Elle est hélas parfois prise en défaut comme vient de le confirmer l'affaire du Médiator qui fit la une de tous les journaux fin 2010, où des intérêts économiques et très certainement un puissant lobbying, n'ont pas permis une appréciation objective du rapport bénéfice/risque de ce médicament, retardant ainsi de

manière dramatique (pour les utilisateurs) son retrait du marché.
C'est dire tout l'intérêt pour le médecin de rester vigilant, de diversifier ses sources d'information et de ne pas céder trop facilement à la tentation de la nouveauté, surtout lorsque celle-ci n'amène aucun progrès notoire sur l'évolution de la maladie.
Mais parfois, un effet secondaire peut devenir l'indication principale d'une molécule que l'on destinait initialement à un autre usage.
C'est le cas du Viagra dont le principe actif était destiné à traiter certaines affections cardiaques, mais au cours des études précédant la commercialisation du produit, on s'aperçut qu'il favorisait l'érection. L'avenir commercial de cette molécule était beaucoup plus prometteur dans le domaine de la sexologie que dans celui de la cardiologie. C'est donc dans cette indication qu'il fut mis sur le marché.
Certains médicaments ont été découverts par hasard, d'autres sont le fruit d'une recherche plus ciblée, comme par exemple, lorsque au cours d'une étude de physiopathologie, on observe une anomalie faisant intervenir une enzyme ou un élément chimique dont la stimulation ou la suppression permettrait de rétablir l'équilibre physiologique. Dans ce cas les scientifiques essaient d'atteindre ce but précis en recherchant des molécules susceptibles d'avoir cette action thérapeutique, sans trop d'effets secondaires nocifs ou désagréables.
Ce sont bien sur des études très onéreuses et extrêmement longues, qui n'aboutissent pas toujours au but recherché, ou que l'on est parfois obligé d'abandonner en raison d'effets secondaires qui ne permettraient pas la commercialisation du produit. Le laboratoire subit dans ce cas une perte financière, d'autant plus importante que les études sont avancées, dont le coût sera reporté sur les autres médicaments fabriqués par le labo.

Ces dernières décennies les médicaments nous ont permis de lutter efficacement contre les pathologies majeures qui entamaient l'espérance de vie de nos parents ou grands-parents, telles que les grandes pathologies infectieuses, ou les déficiences cardiaques par exemple. Mais nous sommes encore très démunis dans le domaine des maladies dégénératives.

Plus l'espérance de vie augmente plus ces maladies se développent car elles procèdent d'un phénomène d'usure.

Avec les cellules souches et les biothérapies nous devrions dans les années où les décennies à venir, assister au formidable développement de drogues capables de restaurer une fonction usée ou défaillante, en apportant à l'organisme du matériel lui permettant d'assurer lui-même sa réparation. Nous n'en sommes encore qu'aux balbutiements, mais les premiers résultats des expériences effectuées sur l'animal sont très prometteurs.

Ces travaux sur les cellules souches ont fait l'objet de nombreuses discussions sur le plan éthique, car ils étaient effectués initialement avec des cellules embryonnaires. Il semble maintenant que l'on puisse se passer des cellules embryonnaires en utilisant d'autres souches cellulaires, ce qui permettra certainement une avancée plus rapide dans ce domaine.

Une meilleure connaissance de notre matériel génétique, rendue possible par le décodage de notre génome, peut également nous aider à combattre certaines maladies, ou tout au moins à les dépister avant qu'elles ne s'expriment cliniquement, et donc à prendre, si possible, des mesures thérapeutiques destinées à en retarder la venue, ou à en limiter les effets.

Nous n'en sommes cependant qu'au débroussaillage.

Les chercheurs ont pu mettre en évidence plus de 20 000 gènes sur nos chromosomes ! On sait que certains prédisposent de manière à peu près certaine à des maladies précises, mais on est encore loin de connaître l'affectation de la plupart d'entre eux et leurs interactions.
Depuis un an ou deux, on peut faire étudier son génome, de manière sommaire, mais suffisante pour dépister les grands axes pathologiques de notre personnalité génétique. Cette recherche est interdite en France, mais facilement réalisable aux États-Unis. Il suffit de chercher sur le Web les sociétés proposant ces études, et de disposer d'environ 300 €.

Les médicaments ont un coût, qu'ils soient génériques ou spécialités, et ceux que l'on nous promet pour demain risquent être encore plus chers. Le prix d'un médicament intègre bien sur les dépenses liées à la recherche, et l'industrie pharmaceutique est un des secteurs industriels qui y consacre le plus d'argent.
Il faut cependant relativiser les chiffres et se souvenir que si les sommes consacrées à la recherche sont importantes dans le domaine du médicament, elles restent inférieures à celles consacrées à la publicité !

On peut aussi se poser la question de savoir si les plus modestes d'entre nous aurons toujours accès aux soins. Pour les soins les plus onéreux, certainement, sinon ce serait un véritable scandale social, inadmissible dans une société économiquement évoluée comme la nôtre.
Mais tout le monde n'a pas le sida, le cancer, une insuffisance cardiaque avérée ou un diabète décompensé. La plupart des gens souffrent de pathologies qui ne mettent pas en jeu leur pronostic vital à court terme, mais qui sont cependant très invalidantes parce que douloureuses, ou parce qu'elles les rendent dépendants.

Les médicaments qui répondent à ces « petites » pathologies ou qui en limitent l'aggravation, sont pour la plupart, peu ou pas remboursés, ce qui les rend inaccessibles à ceux qui ont des moyens financiers limités.

Si les petites pathologies sont mal remboursées, si la relation avec le médecin se fait de plus en plus selon un code formaté à l'avance, et non plus avec la complicité nécessaire à tout rapport humain, si la facilité d'accès à des banques de données jusque-là réservées aux professionnels, permet au profane de se croire savant, alors il est probable que nous verrons émerger « des coachs de santé » qui évolueront à la limite trouble entre le mal-être et le pathologique, avec tous les dangers que cela peut présenter (non-reconnaissance d'une pathologie affirmée par exemple), mais qui viendront répondre à la demande de certains malades que les médecins n'auront plus le temps de voir, ou qui n'entrent pas dans les catégories pour lesquelles il existe une thérapeutique remboursée.

Le temps

Le temps, le temps, le temps et rien d'autre, le tien le mien et celui des autres, chante Aznavour. C'est le temps des poètes. Le temps qui passe a toujours intéressé (angoissé ?) les médecins car, in fine, ils en connaissent l'issue, aussi se battent-ils souvent pour en retarder l'échéance.
Il y a aussi le temps des philosophes et celui des scientifiques qui nous apprennent qu'il ne s'agit pas d'une constante mais d'un facteur qui varie avec la vitesse et la masse. C'est ainsi qu'ils nous apprennent que le temps n'est pas le même à la surface de la terre et dans l'espace. Ils sont obligés de tenir compte de ce décalage, infime à notre échelle, mais suffisant pour créer une erreur de plusieurs dizaines de mètres dans le positionnement GPS s'ils ne le corrigeaient pas.
Mais il y a peut-être aussi un temps physiologique. Pas question ici de chercher à en faire une étude philosophique ou scientifique, mais simplement apporter une réflexion sur ce que l'on pourrait appeler la notion ressentie du temps.

Pour les scientifiques la notion de temps n'est qu'un paramètre variable parmi d'autres dans leurs équations. Pour le commun des mortels le temps n'est qu'une mesure, un mode de comptage mathématique, ayant pour référence des données astronomiques telles que la durée de la révolution de la terre autour du soleil, qui rythme notre vie et que nous avons découpé en sous unités (mois, jour, heure, etc.) afin de pouvoir synchroniser nos actions.
Cette manière d'appréhender le temps correspond à une courbe linéaire sur laquelle nous nous situons en fonction du moment.
Pourtant si l'on se place à l'échelon du vivant on peut envisager une autre progression du temps, qui elle ne serait pas linéaire, et que l'on pourrait appeler le temps ressenti.
Comment expliquer que nous ressentons de manière très différente le temps qui passe, selon la période de la vie dans laquelle on se situe ?
Souvenez-vous de votre enfance : ces grandes vacances qui n'en finissaient pas, ces Noëls que l'on redécouvrait chaque année tant le souvenir de l'ancien s'était éloigné. Regardez maintenant la vitesse à laquelle passent les étés lorsque l'on devient adulte et combien les Noëls se ressemblent et reviennent vite. Le temps mesuré est strictement le même, quelques douzièmes d'année, et pourtant le ressenti est tout autre. On pourrait donc considérer que la progression du temps n'est pas la même pour tous, et que la durée qui sépare deux repères temporels varie selon l'âge que l'on a.
Est-ce possible ?
Envisageons le cas d'un bébé de un ou deux ans. L'enfant s'éveille au monde extérieur et le nombre de découvertes et d'apprentissages qu'il peut faire en une journée ou en une semaine est considérable, son acquis croit à très grande vitesse tout comme son corps qui se modifie très vite.

Envisageons maintenant un adulte de 50 ans,(sans tares ni pathologies particulières), le nombre d'acquisitions nouvelles qu'il fera en un jour ou une semaine, même s'il possède une activité très enrichissante, sera ridiculement faible par rapport à ce que le bébé est capable d'assimiler pendant la même période.
Si l'on tenait pour seule échelle de temps, la quantité d'acquisitions nouvelles, le nombre de connexions synaptiques créées ou de divisions cellulaires, on pourrait dire que l'unité de temps du bébé (ou de l'enfant) est beaucoup plus importante que celle de l'adulte de 50 ans, tant il acquiert d'éléments nouveaux au cours de cette période.
C'est peut-être ce qui nous fait ressentir le temps qui passe plus lentement lorsqu'on est enfant que lorsqu'on est adulte.
En un an, un enfant accumule une foultitude de données à partir desquelles il peut bâtir sa propre personnalité et si l'idée lui vient de regarder en arrière, il peut mesurer la longueur, donc la durée, du chemin parcouru en un an, au nombre d'acquisitions nouvelles engrangées pendant cette période.
Demandons à l'adulte de 50 ans de se livrer à cette expérience. Quel chemin aura-t-il parcouru en un an ?
Sauf circonstances particulières, il aura accumulé peu d'acquis réellement innovants et suffisamment importants pour modifier en profondeur son comportement, tant psychique que physique. S'il regarde le chemin parcouru et s'il conserve comme étalonnage du temps la quantité d'acquisitions nouvelles comme cela se passait lorsqu'il était enfant, on peut estimer que les acquisitions nouvelles étant relativement peu nombreuses, le « temps » lui semblera très court, alors que pour l'enfant, une durée d'un an parait très longue car il subit de nombreuses modifications ou mutations au cours de cette année.

Il faut également pouvoir considérer le rapport existant entre la durée d'un événement, et la durée totale de la vie de l'individu à ce moment-là.
Une période de un an chez un enfant de cinq ans représente un cinquième de sa vie ; chez un sujet de cinquante ans la même période n'en représente qu'un cinquantième. Il est bien évident que ces deux quantités de temps pourtant identiques en chiffres (douze mois), seront ressenties de manière très différente selon que l'on a cinq ou cinquante ans.

Alors pourquoi n'utiliserait-on pas pour mesurer le temps du vivant, non plus des échelles linéaires arithmétiques mais une fonction logarithmique qui permettrait de varier le temps au fil des ans, et donc de l'adapter à l'âge de l'individu.
Ce serait une jolie pagaille !
Le temps n'ayant plus la même durée pour tous, les concordances seraient bien sûr très difficiles à établir : une année d'un enfant de cinq ans correspondrait peut-être à trois ou quatre années d'un adulte de 35 ou 40 ans.
Imaginez la pagaille. Les dates d'anniversaire que l'on ne souhaiterait que tous les trois ou quatre ans voir plus, voir moins, selon l'âge que l'on a. Il nous faudrait inventer des mots pour définir ces nouvelles périodes qui pourraient comprendre deux étés ou trois hivers pour ne former qu'une seule unité de temps. Ce ne serait sans doute pas facile, et il nous faudrait aussi pouvoir inhiber les effets des variations saisonnières sur notre organisme. À moins de changer régulièrement d'hémisphère, cela paraît très difficile à réaliser.
Il est donc probable, et même très vraisemblable, que nous conserverons encore longtemps des repères fixes pour le temps, auxquels chacun devra se soumettre.
Il n'en demeure pas moins que la notion du temps ressenti varie avec l'âge et qu'il serait très agréable de pouvoir

envisager la progression du temps selon une échelle logarithmique et non plus linéaire.

Ce bavardage peut sembler futile, cependant il faut savoir que chez les mammifères, l'horloge centrale est située dans les noyaux supra chiasmatiques de l'hypothalamus (région centrale du cerveau qui coordonne et commande le fonctionnement de notre corps à l'aide, entre autres, des hormones). Cette horloge n'est sans doute pas une entité uniforme mais plutôt le coordinateur d'un ensemble d'unités distinctes et interconnectées. Son rythme est très influencé par l'alternance jour/nuit mais conserve cependant une rythmicité propre même en l'absence de ces repères.
Très récemment, des chercheurs ont montré que les neurones (cellules nerveuses) qui constituent les noyaux supra chiasmatiques n'avaient pas une activité homogène. Certains d'entre eux ont une activité qui diffère de celle de leurs voisins.
Notre cerveau aurait-il plusieurs moyens de coder le temps ?

Pour les philosophes anciens comme Aristote, le temps n'existe ni absolument, ni absolument pas, car hier n'existe plus, le présent à peine passé n'existe plus non plus, et le futur n'existe pas encore.
La question est très complexe et les avis souvent contradictoires, pour certains la question se pose de savoir si le temps existe de manière indépendante, ou seulement en tant que concept construit par l'homme. Pour certains encore, le temps s'écoule uniformément, il est donc indépendant de toute référence, pour d'autres, le temps est défini par ce qu'en font les phénomènes alentour, et il en est pour qui, ce n'est pas le temps qui passe mais nous qui passons dans le temps alors que ce dernier est immuable !

À l'époque de Socrate, et même de Bergson, le temps était considéré comme une valeur linéaire constante, alors que l'on sait maintenant que le temps est une valeur variable fonction (entre autres ?) de la vitesse et de la masse.
Leurs écrits sont donc, peut-être, à réévaluer en tenant compte de ces données nouvelles.

Mais quels que soient les éléments de réflexion, on peut parier que le temps passera toujours trop vite pour l'homme.

ANNEXE

Articles :

- « Faut-il refonder la médecine libérale »
Panorama du médecin n°5174 – 22 fev. 2010

- « N. Sarkozy veut refonder la médecine libérale »
WWW.univadis.fr/médical - 15/01/2010

- « Sauvons l'hôpital public »
Le Figaro magazine – 3/07/2010

- « Ils veulent tout privatiser »
Marianne – 25/09/2010

- « La vérité sur l'argent des médecins »
Marianne – 19/06/2010

- « Premier anniversaire du CAPI, premières primes »
WWW.Quotimed.com – 28/06/2010

- « Lancement des DMP en décembre prochain »
WWW.egora.com -23/07/2010

- « Premier recours : un label convoité »
Panorama du médecin n° 5181 – 12/04/2010

-« Il faut sauver le médecin généraliste »
Panorama du médecin n°5161 -2/11/2009

- « La maison de santé, un remède à la médecine rurale »
Le Monde – 20/01/2010

- « Maisons et pôles de santé : l'âge de raison ? »
WWW.quotimed.com – 19/01/2010

- « Maison médicale : la solution d'avenir ?
Concours médicaltome 131 n°10 – 26/05/2009

- « Don d'organe et religion »
Bulletin de l'Ordre départemental des médecins de la Dordogne – 2010

- « Les dépenses de santé »
Panorama du médecin-p.14- n°5168 – 11/01/2010

- « La sécu va-t-elle exploser ? »
Valeurs actuelles – 30/07/2009

- « Urgences »
Marianne – 9/05/2009

- « L'Ordre photographie la permanence des soins »
WWW.qotimed.com – 5/02/2010

- « Penser les urgences autrement »
Panorama du médecin n°5164 – 23/11/2009

- « La CNAM bouscule la médecine de ville »
WWW.quotimed.com – 22/07/2009

- « Démographie »
Bulletin de l'Ordre national des médecins n°7 sept/oct 2009

- « Une structure libérale hors normes »
Le concours médical tome 132 n°11 – 7/06/2010

- « Analyse de presse n°2165 »
WWW.univadis.fr/medical - 5/02/2010

- "Rhumatismes: la piste infectieuse"
Current Opinion in Rheumatologie – janv. 2010 in Sciences et avenir fev 2010

- « Une immunothérapie testée dans le mesothéliome »
WWW.quotimed.com – 5/03/2010

- « Arthrose : un cartilage articulaire régénéré in vivo »
WWW.quotimed.com – 31/07/2010

-« « Une nouvelle étude remet l'horloge interne à l'heure »
WWW.quotimed.com – 13/10/2009

- « Les synchronisateurs externes »
http://neurobranches.chez-alice.fr

- « Les noyaux suprachiasmatiques : une horloge circadienne composée »
WWW.edk.fr – Médecine : sciences

- « Les cinq âges du cerveau »
Sciences et avenir – fev 2010

- « L'ionisation et la vie »
WWW.acd-ionisation.fr

- « Psychanalyse et neurosciences »
Sciences et avenir – juillet 2008

- « La science nous apprend la fragilité du savoir »
Jean Didier Vincent in Sciences et avenir- Avril 2008

- « Un anticorps ralentit l'athérosclérose de cochons diabétiques »
WWW.quotimed.com – 12/02/2010

- « L'ECG, un tracé génétique »
WWW.quotimed.com – 14/01/2010

- « Le voyage dans le temps a-t-il un sens ? »
WWW.reflexiences.com

- « La grippe H1N1, une affaire de gros sous.. »
Sud-Ouest – tribune libre- 8/09/2009

- « Arnaque à la grippe ? »
Flash – 4/06/2009

- « Vaccin H1N1 : pic de polémique
WWW.quotimed.com – 5/01/2010

- "Le grand mensonge des antidépresseurs"
Le Point – 10/12/2009

- « L'aspirine fait ses preuves pour prévenir les cancers »
WWW.impact-sante.fr – 21/12/2010

- « Les biothérapies dans le traitement des maladies systémiques »
WWW.impact–sante.fr – 22/12/2010

- « Ph. Even : Même pour interdire le cyanure il faudrait deux ans en France"
WWW.lepoint.fr – 30/12/2010

Rapports, ouvrages

- « Mission de médiation et propositions d'adaptation de la permanence des soins »
Dr J.Y. GRALL
Ministère de la santé et des sports – Aout 2007

- « Définition d'un nouveau modèle de la médecine libérale »
Dr. M. LEGMANN – Conseil nat. Ordre des médecins – Avril 2010

- « Face à la grippe H1N1 et à la mutation des virus que peuvent faire chercheurs et pouvoirs publics ? »
J-P DOOR et M.C. BLANDIN
Les rapports de l'OPECST –Assemblée Nationale n°2226, Sénat n°204

- « Médicament : restaurer la confiance »
M-T HERMANGE et A-M PAYET
Rapport du Sénat n°382 – 2005/2006

- « La campagne de vaccination antigrippale 2009 : une expérience pour l'avenir »
J-C LAGARDE et J-P DOOR
Rapport d'information n°2698
Assemblée Nationale

- « 50 propositions pour une meilleure prise en charge des urgences médicales »
G. COLOMBIER
Rapport n° 3672 - Assemblée Nationale –
Fév. 2007

- « La santé aux mains des prédateurs »
D. PREDALI – Ed. ALIAS etc…

- « La grande invasion »
Stéphane HOREL- Ed. Du Moment

- « Ma vérité sur la mémoire de l'eau »
Jacques BENVENISTE- Ed. Albin Michel

- « Toxic »
William REYMOND- Ed. Flammarion

- « Voyage au centre du cerveau »
Jean-Didier VINCENT – Ed. Odile Jacob

- « Avertissement aux malades, aux médecins, et aux élus »
Philippe EVEN et Bernard DEBRE – Ed. Le cherche midi

- « L'animal est-il une personne ? »
Yves CHRISTEN- Ed. Flammarion

- « Arrêts sur lecture »
P. BRUNOT- Ed. Dualpha

- « Loi de bioéthique : les enjeux de la révision »
Bulletin de l'Ordre national des médecins – Nov/Dec 2010

L'HARMATTAN, ITALIA
Via Degli Artisti 15; 10124 Torino

L'HARMATTAN HONGRIE
Könyvesbolt ; Kossuth L. u. 14-16
1053 Budapest

L'HARMATTAN BURKINA FASO
Rue 15.167 Route du Pô Patte d'oie
12 BP 226 Ouagadougou 12
(00226) 76 59 79 86

ESPACE L'HARMATTAN KINSHASA
Faculté des Sciences sociales,
politiques et administratives
BP243, KIN XI
Université de Kinshasa

L'HARMATTAN CONGO
67, av. E. P. Lumumba
Bât. – Congo Pharmacie (Bib. Nat.)
BP2874 Brazzaville
harmattan.congo@yahoo.fr

L'HARMATTAN GUINÉE
Almamya Rue KA 028, en face du restaurant Le Cèdre
OKB agency BP 3470 Conakry
(00224) 60 20 85 08
harmattanguinee@yahoo.fr

L'HARMATTAN CÔTE D'IVOIRE
M. Etien N'dah Ahmon
Résidence Karl / cité des arts
Abidjan-Cocody 03 BP 1588 Abidjan 03
(00225) 05 77 87 31

L'HARMATTAN MAURITANIE
Espace El Kettab du livre francophone
N° 472 avenue du Palais des Congrès
BP 316 Nouakchott
(00222) 63 25 980

L'HARMATTAN CAMEROUN
BP 11486
Face à la SNI, immeuble Don Bosco
Yaoundé
(00237) 99 76 61 66
harmattancam@yahoo.fr

L'HARMATTAN SÉNÉGAL
« Villa Rose », rue de Diourbel X G, Point E
BP 45034 Dakar FANN
(00221) 33 825 98 58 / 77 242 25 08
senharmattan@gmail.com

27435 - août 2011
Achevé d'imprimer par

www.ingramcontent.com/pod-product-compliance
Lightning Source LLC
LaVergne TN
LVHW021237061026
849535LV00008B/3107
* 9 7 8 2 2 9 6 5 4 5 8 3 0 *